Martin Weidenfelder

Mit dem Vergessen leben: Demenz

Verwirrte alte Menschen verstehen
und einfühlsam begleiten

Kreuz

Dieses Buch ist meiner Frau Margot gewidmet,
die, obwohl sie es nicht ausdrücklich gelernt hat,
mich immer wieder gefühlvolle Wertschätzung lehrt.

Bibliografische Information der Deutschen Bibliothek

Die Deutsche Bibliothek verzeichnet diese Publikation in der
Deutschen Nationalbibliografie; detaillierte bibliografische Daten
sind im Internet über http://dnb.ddb.de abrufbar.

Kreuz Verlag GmbH & Co. KG Stuttgart
Verlagsgruppe Dornier
Postfach 80 06 69, 70506 Stuttgart

www.kreuzverlag.de
www.verlagsgruppe-dornier.de

© 2004 Kreuz Verlag GmbH & Co. KG Stuttgart
Der Kreuz Verlag ist ein Unternehmen der Verlagsgruppe Dornier GmbH
Alle Rechte vorbehalten
Fotos: Martin Weidenfelder
Umschlaggestaltung: P.S. Petry & Schwamb, Agentur für Marketing und
Verlagsdienstleistungen, Freiburg
Umschlagbild: © ZEFA/Creasource
Satz: de·te·pe, Aalen
Druck: Clausen & Bosse, Leck

ISBN 3-7831-2370-4

Inhalt

Das ABC der Emotionalen Kommunikation –
eine konkrete Vorgehensweise 66

Zugänge zu verwirrten alten Menschen 103

Pflegende Angehörige und Demenzkranke 119

Er wurde alt
und vergaß
was ist

Er wurde alt
und wusste
nur noch
was früher gewesen

Er wurde alt
und vergaß
was früher gewesen

Er wurde alt
und vergaß
vorgestern
sich selbst

Er wurde jung
jetzt da er
auch das vergessen
vergaß

Kurt Marti

Einleitung

Demenzkranke Menschen zu pflegen und sie einfühlsam zu begleiten stellt eine große Herausforderung für alle Beteiligten dar. Es mitzuerleben, wie aus einem vertrauten Menschen allmählich ein Fremder wird, der so »Unsinniges« von sich gibt und »Verrücktes« tut, macht hilflos und stürzt in Krisen. Für die Angehörigen ist die Pflege der von dieser Krankheit Betroffenen unter Umständen eine auf Dauer kaum tragbare Belastung. Die Kranken in den »unzeitgemäßen Äußerungen und Handlungen« ernst zu nehmen, ihnen bei den »Zeitensprüngen« zur Seite zu bleiben, erscheint unmöglich. Pflegende Angehörige sind sehr schnell überfordert und bei aller Liebe mit ihrer Kraft am Ende. Wenn die eigenen Eltern wie Kinder, wenn sie in ihren Äußerungen und Handlungen immer rätselhafter werden und zunehmend in ihrer eigenen Welt Zuflucht nehmen, dann ist oft guter Rat teuer und der Schmerz groß. Ratlosigkeit greift um sich: Was geht in den Kranken vor? Was soll ich tun? Wie soll ich reagieren? Wie überstehe ich das alles?

Auch den Professionellen in der Pflege geht es oftmals nicht viel anders. Sie haben es nicht unbedingt gelernt, sich auf die Veränderungen bei Demenzkranken einfühlsam einzustellen und entsprechend sinnvoll zu reagieren. Die Zahl der Erkrankten in den Heimen nimmt aber stetig zu. Immer wieder wird gefragt: Wie sollen wir uns verhalten? Was ist eigentlich sinnvoll in der Begleitung Demenzkranker? Worauf kommt es an?

Der Wunsch ist groß, ausreichend Informationen über die Welt der Demenzkranken zu haben sowie praktische Vorgehensweisen zu kennen, um besser in der Lage zu sein, Menschen mit Demenz adäquat zu begleiten.

Das vorliegende Buch will helfen, die Symptome der Krankheit zu verstehen, um auf die Bedürfnisse der alten Menschen angemessen reagieren zu können. Anregungen zu der an den

Emotionen der Kranken orientierten Vorgehensweise und Umgangsform habe ich von Naomi Feil (Validation) und Nicole Richard (Integrative Validation) sowie Tom Kitwood (der personzentrierte Ansatz im Umgang mit verwirrten Menschen) und anderen bekommen.

Die praktischen Erfahrungen zum konkreten Umgang mit den demenziell Erkrankten stammen aus meiner eigenen täglichen Praxis als Diakon und Seelsorger in Wohn- und Pflegestiften des Evangelischen Diakoniewerkes Schwäbisch Hall sowie als Fortbildungsreferent für Pflegekräfte. Meine Vorgehensweise, die unter anderem pflegenden Angehörigen, Ehrenamtlichen und Professionellen in der Pflege zu Gute kommt und die in Workshops eingeübt werden kann, nenne ich »Emotionale Kommunikation«. In diesem Buch finden Sie Informationen zum Krankheitsbild der Demenz. Sie werden in die Lage versetzt, soweit uns das überhaupt möglich ist, sich der anderen Welt der Demenzkranken annähern zu können. Das ist eine wichtige Voraussetzung für gute Begleitung.

Es geht um eine wertschätzende Zugangsweise zu der anderen Erlebenswelt demenziell erkrankter Menschen und um eine konkrete, Vertrauen ermöglichende, Sicherheit schaffende Umgangsform.

Texte und Gedichte sollen helfen, die andere Erlebenswelt der Betroffenen zu verstehen und zu akzeptieren. Mit der Emotionalen Kommunikation ist uns eine Möglichkeit gegeben, die für Pflegende und Angehörige mehr Verhaltenssicherheit und für die Kranken eine Stärkung ihrer sich auflösenden Identität bedeutet.

Im praktischen Anhang dieses Buches sind verschiedene Projekte zu finden, die in unserer Einrichtung entwickelt und erfolgreich umgesetzt wurden. Es sind Konsequenzen aus der wertschätzenden Konzeption zum Umgang mit den Kranken. Im Alltag unserer Heime haben sich die Unternehmungen bewährt und können Anregung und Anstoß sein für neue Ideen. Sie sind zur Nachahmung und Weiterentwicklung herzlich empfohlen.

Martin Weidenfelder

»Ich weiß nicht mehr…«

»*In Großmutter ist irgend etwas entzweigegangen!*«, *meinte mein ältester Sohn, der die Universität besuchte. Und tatsächlich wirkte meine Mutter, wenn man sie genauer beobachtete, wie eine kaputte Maschine. Es handelte sich nicht um eine Krankheit, es war vielmehr irgendwo in ihr etwas entzweigegangen, zerbrochen, und daher war es äußerst schwierig, mit ihr zurechtzukommen. Das, was in ihr zerstört und was noch in Ordnung war, erschien miteinander vermengt, es war kaum möglich, beides auseinanderzuhalten. Ihre Vergeßlichkeit war unfaßbar. Doch einiges vergaß sie nicht, sondern behielt es gut.*«

Aus: Yasushi Inoue, »Meine Mutter«, S. 22

»Sagen Sie mir doch, wer ich bin…!«

Unruhig und mit großen, weit geöffneten Augen steht sie vor mir. Die alte Dame ist 85 Jahre alt. Ohne fremde Hilfe kann sie ihr Zimmer nicht mehr finden. Weil sie ahnt, dass etwas Gravierendes mit ihr vorgeht, schämt sie sich sehr und kann es nicht begreifen, kann sich nicht helfen. »Wissen sie, ich habe da was am Kopf, kann nicht mehr denken… Können Sie sich das vorstellen?« Die Menschen ihrer Umgebung sind ihr fremd. Jeder Tag ist ein Abenteuer. Bedrohlich erscheint ihr alles, denn sie kennt sich nicht mehr aus. »Ich weiß nicht…« sagt sie immer. Sogar die eigenen Familienangehörigen sind Fremde. Was sie sagen ist unverständlich, beschämt zunehmend. Ihr Leben in der Gegenwart gleicht einem wirren, beunruhigenden »Zeitentraum«. Nur auf alten Fotos kann sie zuweilen das eine oder andere Gesicht erkennen. Peinlich und notvoll ist dieses Unterwegssein im »Nebel des Vergessens«. Viele Geräusche, die an ihr Ohr kommen, kann sie nicht mehr einordnen. Der Lärm ängstigt sie. Die Schatten und die schnellen Bilder, die mit atemberaubendem Tempo an ihr vorbeiziehen, sind ganz ver-

11

wirrend. Sie ist ratlos. »Was soll man dazu sagen, wissen Sie was man dazu sagen soll?« Wie sehr sehnt sie sich nach Bildern, die sie kennt, nach Geräuschen und nach Gerüchen, wie es sie damals gab, als noch alles gut war. Wo sind nur die geliebten Menschen an den vertrauten Orten geblieben? In größter Unruhe sagt sie: »Bringst du mich zu meiner Mama? Meine Mama wartet, wartet schon lange. Ich muss los! Bringst du mich? Können wir gehen? Beselerstraße 23 … und ich darf doch nicht zu spät kommen … Mama! Ich weiß doch nicht mehr! Und was soll ich jetzt …?«

Der Ort, den sie ziellos ansteuert, könnte Orientierung geben, aber wo liegt diese Heimat? Wo nur sind die hellen Tage geblieben? Es ist zum Verzweifeln. Wege werden nicht mehr gefunden. Heimwege gibt es nicht. Holzwege sind überall. Nimmerland im Nebeldunst. Das Heimweh tief drinnen fühlt sich schrecklich an.

Die Angehörigen sind ratlos, wie sie dieser Unruhe, diesem Weglaufenmüssen der 85-jährigen Frau begegnen sollen. Kann man es Mutter »durchgehen« lassen, dass sie sich auf so verrückte Gedanken festlegt? Das Elternhaus gibt es doch schon lange nicht mehr. Sollte man nicht deutlich und orientierend sagen: »Mama ist doch schon lange tot.« Sollte man argumentieren: »Überleg doch, wie alt müsste denn Mama jetzt sein?« Sollte man ablenken und beruhigend einwirken: »Komm, wir gehen jetzt zum Kaffeetrinken und vergessen alles andere.« Sollte man lügen und vertrösten: »Mama kommt später. Wir müssen warten.« Was ist angemessen? Was ist sinnvoll? Was kann helfen?

Mitarbeiterinnen aus der Pflege haben auf diese Situation spontan mit folgenden Sätzen reagiert:

- »Jetzt beruhigen Sie sich doch erst einmal.«
- »Soll ich Ihnen einen Kaffee bringen?«
- »Warum wollen Sie denn zu Ihrer Mutter?«
- »Wo wohnen Sie denn genau? Wie kommen wir da hin? Erzählen Sie.«

- »Das geht doch nicht, Ihre Mutter ist schon lange gestorben und Sie sind eine alte Frau.«
- »Beruhigen Sie sich doch. Sie sind jetzt hier im Heim, das ist jetzt Ihr Zuhause, und gleich ist Essenszeit.«
- »Ich habe keine Zeit, mit Ihnen einen Spaziergang zu machen, aber später können wir los.«
- »Ihre Mutter ist sehr beschäftigt. Wir dürfen Sie jetzt nicht stören.«
- »Sie haben Heimweh.«
- »Hören Sie auf, uns hier auf der Station verrückt zu machen. Sie sind jetzt hier zu Hause. Sie können nicht weg! Fertig!«

Die Antworten zeigen, dass auch das professionelle Personal in der Pflege oft überfordert und geradezu hilflos ist. Vielfach wird zu Strategien gegriffen, die eher noch mehr verunsichern und verwirren. Die Äußerungen legen kaum Zeugnis von Ruhe und Gelassenheit ab. Ein gutes Gefühl stellt sich bei den Pflegenden dabei kaum ein. Die Reaktionen bestehen aus Fragesätzen, die in der Regel zuerst gestellt werden. Sie treiben in die Enge und beschämen. Es wird zu Vertröstungen Zuflucht genommen, zu Ablenkungsmanövern und Lügen, vereinzelt tauchen auch einfühlsame Sätze auf, mit denen man sein Ziel erreichen will. Aber es gibt ebenso unwirsche Bemerkungen, die den Ärger widerspiegeln, die Überlastung und den permanenten Zeitmangel. Eine Ansammlung von Verlegenheitslösungen.

Oft steht die Überzeugung im Vordergrund, dass sich die Demenzkranken doch wohler fühlen müssten, wenn sie auf unsere Sicht der Dinge hin orientiert werden, wenn mit ihnen also eine Art Realitätsorientierungstraining durchgeführt wird. In Wirklichkeit aber ist dieses Unterfangen krankheitsbedingt zum Scheitern verurteilt. Menschen mit Demenz, denen langsam, aber sicher die Denkmöglichkeiten genommen werden, haben mit unserer Wirklichkeitssicht oft nichts mehr zu tun und können sich nicht mehr darauf einstellen.

Auch der alte Herr muss immer wieder ganz dringend los. Einige Zeit ist er am Fenster gestanden, die Augen suchend in die

Ferne gerichtet, aber jetzt zieht es ihn mit Macht hinaus. Es ist zwar ein kalter Wintertag und er trägt nur ein leichtes Hemd, aber mit so etwas kann er sich jetzt nicht beschäftigen. »Es ist Zeit, die Kartoffeln zu ernten. Mit meiner Hacke gehe ich jetzt auf den Acker. Wo ist sie noch gleich? Und wo geht es hin? Ob jemand auch daran denkt, etwas zu essen und Wasser mit hinauszubringen? Wer arbeitet muss auch ... Ich muss los! Die Arbeit ruft!«

Die Angehörigen sagen, dass dieser Kartoffelacker im fernen Ostpreußen lag und dass dahin kein Weg mehr zurückführt. Das Pflegepersonal im Heim kennt die Vorliebe des alten Herrn, jede Gelegenheit zu nutzen, um auf und davon zu sein, um loszulaufen, dem ersehnten Ziel entgegen, hin zur vertrauten Arbeit. Was ist zu tun? Wie kann der alte Herr von seinem »Irrweg« abgehalten werden? Muss das überhaupt sein? Wie kann man ihm helfen, dass er zur Ruhe kommt? Geht das überhaupt? Sollte man Türen verschließen? Sollte man kategorisch sagen, dass die Heimat in Ostpreußen verloren ist? Soll der alte Herr begreifen, dass er jetzt im Heim ist und keine Arbeit mehr verrichten muss? Soll er abgelenkt werden mit dem aktuellen Fernsehprogramm oder den Aktivitäten in der Tagesgruppe? Was ist zu tun? Was geht eigentlich in den Menschen vor, wenn Demenz um sich greift?

Im Folgenden wird versucht, sich das Krankheitsbild, die Auswirkungen einer demenziellen Erkrankung bewusst zu machen und sich in die andere Erlebenswelt der Betroffenen einzufühlen.

Nimmerland ist abgebrannt
Niemandsland ist leer
Wege werden nicht gekannt
keiner weiß woher

Keiner weiß wohin es führt
wirrer Zeitentraum
Einer weiß nur was er spürt
und er merkt es kaum

Nimmerland im Nebeldunst
Bilder aus den alten Tagen
Wagen sollte man die Gunst
Wird die Brücke tragen?

Nimmerland ist abgebrannt
brennt noch irgendwo
lichterloh

Martin Weidenfelder

Demenz – Kahlschlag im Gehirn

»*Die bedenkliche Entwicklung von Mutters Zustand fiel uns zum ersten Male auf, als sie das, was sie eben gesagt hatte, auf der Stelle vergaß und immer erneut wiederholte. Und wir wußten auch, daß wir auf keinerlei Einsicht ihrerseits hoffen konnten. Es war zwecklos, ihr etwa entgegenzuhalten:* »*Ach, Mutter, das hast du doch eben mehrere Male hintereinander schon gesagt!*«
Sie war fest überzeugt, daß das nicht stimmen konnte, und war sie bei klarem Verstande, setzte sie bestenfalls eine zweifelnde Miene auf. Da sie das, was wir ihr sagten, nur für einen Augenblick aufnahm und sofort wieder vergaß, berührten unsere Worte ihren Geist nur flüchtig und ließen in ihrem Herzen keinerlei Spuren zurück. Sie wiederholte nur ständig die gleichen Worte. Es war, als drehte sich eine gesprungene Schallplatte, die unaufhörlich dieselben Worte ertönen ließ. Zunächst glaubten wir, es handle sich um puren Eigensinn unserer Mutter, aber dann begriffen wir. Nur was ihr Herz ansprach, ritzte sich in diese Platte, und dann drehte sich diese Scheibe mechanisch immer weiter. Was auf der Platte und aus welchem Grunde eingeritzt war, verstanden wir damals nicht. Gelegentlich geschah dies nur in bestimmten Zeitabständen, dann und wann aber wiederholte sie dieselben Worte ganze Tage hindurch und unzählige Male. Aus irgendeinem Grunde hatte sie aber dann das, was auf der Platte stand, völlig vergessen. Das war nicht anders zu erklären, als daß dies auf der Platte gelöscht worden war. Manchmal war es schon nach wenigen Stunden verschwunden, hin und wieder dauerte das zehn, ja zwanzig Tage.«

Aus: Yasushi Inoue, »Meine Mutter«, S. 59

Von dem früheren amerikanischen Präsidenten Ronald Reagan stammt der bewegende Satz, mit dem er sich vor einigen Jahren aus der Öffentlichkeit verabschiedet hatte: »Ich trete nun den Weg an zum Sonnenuntergang meines Lebens.« Ronald Reagan ist an einer Demenz, vermutlich vom Alzheimer-Typ, erkrankt.

Demenz geht uns alle an. Sie ist keine Krankheit von Rand-

16

gruppen. Sie vollbringt ihr Zerstörungswerk in den Gehirnen geistig hoch stehender Persönlichkeiten genauso wie im Denkorgan intellektuell einfacher Menschen. Keiner von uns weiß, ob er oder sie nicht in ein paar Jahren verwirrt im Nachthemd durch die Straße auf der Suche nach vertrauten Orten und Menschen irren wird.

Demenz (wörtlich: der Geist/Verstand ist weg) ist ein Sammelbegriff für den Abbau intellektueller Funktionen oder Leistungen oder vereinfacht ausgedrückt: ein zunehmendes, und im Wesentlichen unaufhaltsames Hirnversagen. Allen Unterformen der Demenz ist gemeinsam, dass sie zu einem Verlust der Geistes- und Verstandesfähigkeiten, der Intelligenz führen. Die Folgen einer Demenz sind ein fortschreitendes Nachlassen von Gedächtnis, Orientierung, Erkennen, Sprache, schließlich auch von Erlebnisfähigkeit, Interessenumfang, Gefühl (Gefühlslabilität), Kritikfähigkeit (Kritikschwäche) und schließlich eine Wesensänderung (z. B. Vergröberung entsprechender Charaktereigenschaften). Im Endzustand drohen sogar einschneidende körperliche Behinderungen, z. B. Verlust der Kontrolle über Blasen- und Mastdarmfunktion, neurologische Ausfälle usw.

Die schwer wiegenden Veränderungen im Gehirn haben zur Folge, dass Menschen ihre alltäglichen Aufgaben nicht mehr ausführen können und zunehmend beeinträchtigt sind in ihrer Lebensplanung.

Durch die Abbauprozesse im Gehirn – wodurch sie ausgelöst werden ist noch weitgehend unbekannt –, durch die Bildung von Plaques (kugelförmige Eiweißklumpen von Amyloid außerhalb der Nervenzellen), Neurofibrillen (Ablagerungen aus verklumptem, so genanntem Tau-Protein in den Nervenzellen des Gehirns), durch die Abnahme der Neurotransmitter im Gehirn, der Botenstoffe und durch Durchblutungsstörungen im Gehirn kommt es zu massiven Ausfallerscheinungen und Störungen.

Die Ursachen der Demenzerkrankungen sind vielfältig. Rund 60–70 Prozent aller primären, irreversiblen Demenzen werden durch die Alzheimer-Krankheit hervorgerufen. Bei dieser Erkrankung gehen in bestimmten Bereichen des Gehirns allmählich Nervenzellen zu Grunde. Etwa 20 Prozent der Demenzen sind auf Durchblutungsstörungen im Gehirn (vaskuläre Demenz) zurückzuführen. Früher sprach man in diesem Zusammenhang von Multiinfarktdemenzen. Misch- und Sonderformen machen den restlichen Anteil aus.

Bei den sekundären Demenzen führt eine andere körperliche Grunderkrankung zu Verwirrtheitssymptomen. Ein raumgreifender Tumor, Infektionserkrankungen, traumatische Hirnschädigungen (etwa hervorgerufen durch einen Sturz), Stoffwechselerkrankungen, Mangelsyndrome, Erkrankungen des Herz-Kreislauf-Systems oder auch Austrocknung können zu Demenzsymptomen führen, allerdings sind bei geeigneter Intervention die Auswirkungen unter Umständen – anders als bei den primären Demenzen – heilbar. Viele Alzheimer-Diagnosen sind falsch. Die Betroffenen leiden nicht unter Hirndegeneration, sondern sie trinken zu wenig. Es ist daher sehr wichtig, dass zur Erkennung der vorliegenden Krankheit eine gründliche ärztliche Abklärung erfolgt.

Bei der Diagnose von Demenzerkrankungen, insbesondere der Demenz vom Alzheimer-Typ, wird ein Ausschlussverfahren angewandt. Der Reihe nach müssen verschiedene Ursachen für eine Demenz geprüft und ausgeschlossen werden. Bleibt zum Schluss keine weitere Möglichkeit mehr übrig und zeigt sich ein typisches Veränderungsmuster, ist bei einer gründlichen Diagnostik mit hoher Sicherheit eine Alzheimer-Krankheit zu diagnostizieren. Eine 100-prozentige Sicherheit kann derzeit zu Lebzeiten nur durch eine Entnahme von Gehirngewebe erzielt werden, die jedoch aufgrund von Infektionsrisiken nur selten durchgeführt wird.

Wenn Ärzte in Zusammenhang mit der Diagnostik mangelnde Gründlichkeit erkennen lassen, ist Vorsicht geboten. Dies zeigt sich zum Beispiel bei übereilten Diagnosen ohne gründliche Untersuchungen, wenn unklare Diagnosen gestellt werden (z.B. »Hirnatrophie«, »Hirnorganisches Psychosyndrom«, »Cerebralsklerose«) oder wenn eine Überweisung zum Facharzt zur diagnostischen Klärung ausbleibt. Leider ist ausreichendes Wissen über Demenzerkrankungen noch nicht überall verbreitet. Zur gründlichen Diagnostik gehören in jedem Fall das Blutbild, eine sorgfältige körperliche Untersuchung, das heißt auch die Untersuchung aller inneren Organe, eine Computertomografie oder Kernspintomografie und ganz wesentlich ein ausführliches Gespräch mit dem Patienten und dessen Angehörigen. Eine differenzierte Betrachtung des EEGs und das PET (Positronen-Emissions-Tomogramm) können in schwierigen Einzelfällen zur weiteren diagnostischen Klärung verhelfen.

Für Alzheimer-Kranke kann eine Untersuchungssituation beim Arzt sehr belastend sein, insbesondere, wenn durch Fragen und Tests bestimmte Defizite und Fehlleistungen augenscheinlich werden. Der Arzt sollte deshalb einen verständnisvollen Zugang suchen und den Patienten nicht unüberlegt durch die Gedächtnistests bloßstellen.

»Mutter begann ihr langes Dasein in gegenläufigem Sinn auszulöschen, also nacheinander die siebziger, sechziger, fünfziger Jahre ihrs Lebens. Sie erzählte von diesen Jahren schließlich kaum noch. Nur vormittags, wenn ihr Geist ausgeruht war, erinnerte sie sich dieser verhältnismäßig kurz zurückliegenden Zeiten und erwähnte dieses und jenes daraus, aber nachmittags sprach sie nie davon, es waren diese Jahre in ihrem Kopf einfach nicht mehr vorhanden. Begannen wir unsererseits davon zu reden, äußerte sie höchstens: »Oh, war das wirklich so?« Dabei neigte sie den Kopf nachdenklich zur Seite, und man hatte den Eindruck, daß sie vielleicht erkannte, senil geworden zu sein, aber das stimmte nicht. Vielmehr waren diese Ereignisse aus ihrem Gehirn spurlos verschwunden oder waren gerade dabei zu verschwinden.«

Aus: Yasushi Inoue, »Meine Mutter«, S. 64

Risikofaktor Nummer eins: hohes Alter

Die Demenz ist in höherem Alter die häufigste Ursache von Pflegebedürftigkeit, da die Betroffenen in der Folge der Erkrankung auch körperlich abbauen. Nicht jeder, der ein hohes Alter erreicht, erkrankt an einer Demenz, aber die Möglichkeit, davon betroffen zu werden, nimmt mit fortschreitendem Alter zu. Ein hohes Alter ist Risikofaktor Nummer eins für eine demenzielle Erkrankung.

Die Zunahme der hirnorganischen Veränderungen scheint die Kehrseite unserer hochaltrigen, ergrauenden Gesellschaft zu sein. In Deutschland gibt es schätzungsweise mehr als eine Million Patienten mit mäßiger bis schwerer Demenz. In den kommenden Jahren wird diese Zahl noch weiter ansteigen. Der größte Teil der Heimbewohner in Altenheimen wird dann demenziell erkrankt sein.

Die Form der vaskulären Demenz (früher Multiinfarktdemenz genannt) beginnt meist plötzlich und wird durch viele kleine, zum Teil unbemerkte Infarkte verursacht. Dadurch kommt es zu einer Unterbrechung der Durchblutung bestimmter Hirnbereiche. Die betroffenen Hirnabschnitte sind besonders für die Kontrolle des Gedächtnisses, der Sprache und der Lernfähigkeit verantwortlich. Obwohl sich die Symptome von Person zu Person und über die Zeit hinweg erheblich unterscheiden können, treten bei den meisten Betroffenen Sprachprobleme, Stimmungsschwankungen, epileptische Anfälle und Halbseitenlähmung oder Lähmungen der Arme und Beine auf. Die Risikofaktoren sind die gleichen wie bei anderen Gefäßerkrankungen (Herzinfarkt, Schlaganfall): deutlich erhöhte Blutfette (Cholesterin), Rauchen, Bluthochdruck, Diabetes.

Hirnorganische Veränderungen

Die genaue Ursache der schleichend beginnenden Krankheit vom Alzheimer-Typ ist bisher nicht bekannt. Wenn Alzheimer-Patienten erstmals durch massive Vergesslichkeit oder durch sonderbares Verhalten auffallen, dann hat das Gehirn meist schon eine über viele Jahre währende, schleichende Veränderung hinter sich. Unbemerkt sterben im Gehirn die Nervenzellen und ihre Verbindungen ab. Irgendwann können die Verluste nicht mehr kompensiert werden, und es kommt zu erkennbaren Störungen. Der Zerfall beginnt im Gehirn an denjenigen Stellen, die mit Gedächtnis und Informationsverarbeitung zu tun haben. Hier wird Erlerntes mit Sinneseindrücken verbunden. Durch den Verlust an Nervenzellen und ihrer Verbindungen können die eintreffenden Sinneseindrücke nicht mehr richtig verarbeitet und mit dem Gelernten verknüpft werden.

Obwohl weltweit viele Wissenschaftler die Alzheimer-Krankheit erforschen und kaum eine andere Krankheit so gut aufgeklärt ist wie diese, verstehen wir sie noch immer nicht. Warum eine Demenz etwa vom Typ Alzheimer entsteht, ist immer noch unbekannt.

Untergang der Nervenzellen

Bei der Alzheimer-Krankheit treten Veränderungen in den Nervenzellen des Gehirns, an deren Verbindungsstellen (Synapsen) und außerhalb der Zellen auf, die zu zunehmenden Funktionseinschränkungen der Nervenzellen und schließlich zu deren vollständigem Funktionsverlust führen. Die bereits von Alois Alzheimer entdeckten Klumpen (Plaques) und Fasern (Neurofibrillen) in den Gehirnen spielen dabei eine zentrale Rolle bei der Erkrankung. Der Abbau beginnt in den Schläfenlappen, die für Gedächtnisleistungen, für die Erinnerung an Fakten und Ereignisse von entscheidender Bedeutung sind. Die Schädigung geht von körpereigenen Eiweißstoffen aus, die bei Stoffwechselvorgängen im Gehirn gebraucht werden. Die Moleküle dieser Eiweißstoffe werden in einem ständigen Kreislauf verändert, abgebaut, wiederhergestellt oder von einem Ort zum anderen transportiert. Sie übernehmen dadurch Regulationsfunktionen für die Nervenzellen und Stoffwechselvorgänge. Aus bisher nur in Ansätzen geklärten oder vermuteten Gründen werden einige dieser Veränderungs- oder Transportprozesse gestört. Durch irgendeinen Defekt in der Chemie des Gehirns kommt es etwa dazu, dass ein kleines Eiweißmolekül, das Amyloid, nicht mehr ordnungsgemäß entsorgt wird und sich anreichert. Amyloid entsteht ständig im Gehirn. Es ist am Vorgang des Denkens, des Lernens und des Vergessens beteiligt. Wird das Amyloid aber nicht ordnungsgemäß entsorgt, setzt es sich ab wie Quark in saurer Milch und versteinert schließlich mit den Jahren. Die wachsenden, nicht wieder auflösbaren Verklumpungen, die sich mit dem Gehirngewebe verkleben, hindern die Nervenzellen an ihrer Signalübertragung und verstopfen sie regelrecht. Die betroffenen Nervenzellen verlieren ihre Funktionsfähigkeit und gehen schließlich ganz unter. Plaques durchsetzen die Hirnrinde von Alzheimer-Patienten und zerstören ihre komplizierte Mikroarchitektur.

Die Veränderung im Gehirn, die dazu führt, dass das Amyloid nicht mehr entsorgt wird, ist der Auslöser der Alzheimer-Krankheit. Dennoch ist auch das noch immer ein großes Rätsel. Die verklumpten Ablagerungen, die im späteren Verlauf der Krankheit die Nervenzellen im Gehirn zerstören, sind nicht die eigentliche Krankheitsursache. Es sind lediglich Grabsteine, die auf einen langen und gravierenden Zerstörungsprozess hinweisen.

Neurofibrillen sind Ablagerungen aus verklumptem, so genanntem Tau-Protein in Nervenzellen des Gehirns. Diese Ablagerungen sind unter dem Mikroskop als Faserbündel sichtbar. Sie werden deshalb auch »Fibrillen« oder (englisch) »Tangles« (Gewirr) genannt. Solche Faserbündel treten bis zu einem gewissen Ausmaß auch im Rahmen des normalen Alterungsprozesses im Gehirn auf. In höherer Dichte kommen sie bei der Alzheimer-Krankheit sowie bei anderen Erkrankungen des Gehirns vor. Es wird vermutet, dass im Zusammenspiel von Plaques und Fibrillen die für das Gehirn verheerende Wirkung entsteht.

Es spielen noch weitere Veränderungen bei der Krankheitsentwicklung eine Rolle, die in der Forschung diskutiert werden. Dies sind z.B. entzündliche Prozesse, die an betroffenen Nervenzellen feststellbar sind. Sie könnten auch als Abwehrreaktionen des Körpers auf Krankheitsprozesse aufgefasst werden.

Eine weitere Veränderung ist die Verminderung des Überträgerstoffes Acetylcholin, einer chemischen Substanz, die für die Signalübertragung zwischen den Nervenzellen an deren Verbindungsstellen (Synapsen) wichtig ist. Der zunehmende Botenstoffmangel macht sich durch Lern- und Erinnerungsstörungen bemerkbar. Eine weitere wichtige Rolle bei der Entwicklung einer Demenz spielt der Neurotransmitter Glutamat. Er steuert 70 % der Nervenzellen. Beim gesunden Menschen sorgt Glutamat dafür, dass Lern- und Gedächtnisvorgänge stattfinden können. Bei Patienten mit Demenz ist die Glutamatproduktion anhaltend erhöht, die Nervenzellen werden dauererregt. Dadurch können (Lern-)Signale nicht mehr richtig erkannt und weitergeleitet werden. Schließlich kann die Nervenzelle der ständigen Überreizung nicht mehr standhalten, verliert ihre Funktionsfähigkeit und stirbt letztlich ab.

Schließlich ist auch von einer zunehmenden Schädigung oder Veränderung von Funktionsabläufen an der Außenhaut von Nervenzellen im Gehirn (Zellmembran) auszugehen.

Inwieweit all diese Veränderungen primäre oder mit auslösende Krankheitsprozesse sein können oder zum Teil Folge der Primärerkrankung sind, ist noch unklar. Vieles spricht dafür, dass die zuletzt genannten Veränderungen eher Folgereaktionen sind, die die Krankheitsentwicklung weiter verstärken und beschleunigen. In jedem Fall ist davon auszugehen, dass all diese Veränderungen in einer starken Wechselwirkung miteinander stehen. Deshalb hat eine Beeinflussung jeder einzelner dieser Veränderungen auch einen Einfluss auf das Krankheitsgeschehen oder die Entwicklung der Erkrankung insgesamt zur Folge.

Alzheimer

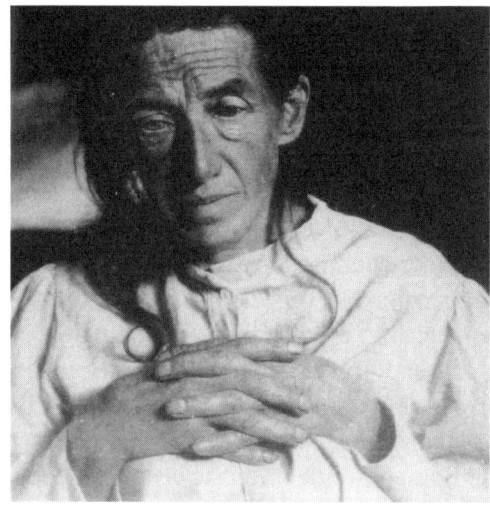

Alois Alzheimers
Patientin Auguste D.,
an der er 1906 erst-
mals »Alzheimer«
diagnostizierte.

»Nach unserer Meinung löschte Mutter gewissermaßen mit einem Radiergummi die lange Linie ihres achtzigjährigen Lebens allmählich aus und kehrte zu ihren zehner Jahren oder zu dem Anfang ihrer zwanziger Jahre zurück ...«

Aus: Yasushi Inoue, »Meine Mutter«, S. 136

Tübingen, 1906. Auf einem wissenschaftlichen Kongress beschreibt der deutsche Neuropathologe Alois Alzheimer (1864–1915) eine geistige Erkrankung, die mit Stimmungsschwankungen und schwerem Gedächtnisverlust einhergeht. Diesem Krankheitsbild war er erstmals fünf Jahre zuvor bei einer 51-jährigen Frau begegnet: Auguste D. In lichten Momenten sagte die Patientin in der Frankfurter »Anstalt für Irre und Epileptische« über ihr Leiden: »Ich habe mich sozusagen verloren.« Nachdem sie 1906 in geistiger Umnachtung gestorben war, untersuchte Alzheimer ihr Gehirn und entdeckte dort klumpen- und fadenförmige Gebilde. In ihnen vermutete er die Ursache der dramatischen Persönlichkeitsveränderungen. Damit hatte sich der Arzt in die Medizingeschichte eingeschrieben: Bald war die Krankheit als Morbus Alzheimer bekannt.

Aus einem Gespräch von Alois Alzheimer mit Auguste D.:

AA: Wie heißen Sie?
AD: Frau D. Auguste!
AA: Wann sind Sie geboren?
AD: Achtzehnhundert und …
AA: In welchem Jahr sind sie geboren?
AD: Dieses Jahr, nein, vergangenes Jahr.
AA: Wann sind Sie geboren?
AD: Achtzehnhundert – ich weiß nicht …
AA: Was habe ich Sie gefragt?
AD: Ach, D. Auguste …

Heute wissen wir, dass es sich hierbei um keine exotische Erkrankung handelt. Vielmehr ist sie bei älteren Menschen die häufigste Ursache für Demenz. Weltweit leiden etwa zwanzig Millionen Patienten an dieser Krankheit, sie trifft etwa vierzig Prozent aller über Achtzigjährigen – eine ungeheure Herausforderung für die öffentliche Gesundheitsvorsorge. Auch wenn es erste Fortschritte in ihrer Erforschung und Behandlung gibt, so ist die zerstörerische und letztlich tödliche Erkrankung auch ein Jahrhundert nach Alzheimers Erstbefund noch immer unheilbar.

Umgang mit Medikamenten

Neuere Medikamente, die in den letzten zehn Jahren entwickelt wurden, können den Fortgang der Erkrankung jedoch manchmal verlangsamen oder wenigstens die Begleiterscheinungen mildern. Zur Behandlung einer beginnenden Alzheimer-Krankheit stehen heute einige Medikamente zur Verfügung, die in der frühen und mittleren Krankheitsphase eine Verbesserung der Lebensqualität bewirken können. Die Medikamente werden jedoch von jedem einzelnen Patienten sehr unterschiedlich vertragen und wirken auch nicht bei jedem Betroffenen.

Die Alzheimer-Wunderpille gibt es nicht

Bei manchen Medikamenten können sich im Einzelfall sogar Verschlechterungen statt Verbesserungen ergeben. Die behandelnden Ärzte müssen deshalb die Wirkungen und Nebenwirkungen sehr sorgsam und regelmäßig beobachten. Die Beobachtungen von Angehörigen und Betreuenden sind dazu sehr wichtig.

Aufgrund dieser Unvorhersehbarkeiten muss manchmal schrittweise nach dem geeignetsten Medikament gesucht werden. Manche entfalten ihre Wirkung erst nach einigen Monaten, sodass sie zuvor nicht beurteilt werden können. Die Bewertung leistungsfördernder Medikamente wird zudem erschwert, da der Krankheitsverlauf ebenfalls unvorhersehbare Schwankungen aufweisen kann. Eine Besserung muss also nicht immer auf die Wirkung eines Medikaments zurückzuführen sein, und ausbleibende Verbesserungen können auch bedeuten, dass ein Wirkstoff zeitweilig das Fortschreiten der Erkrankung aufhält. Es ist unschwer zu erkennen, dass der Umgang mit Medikamenten zur Behandlung von Demenzerkrankungen Sorgfalt, spezielles Wissen, eine differenzierte Wahrnehmung und Erfahrung auf ärztlicher Seite erfordert. Nur in der frühen und mittleren Krankheitsphase sind Medikamente wirksam. In der fortgeschrittenen Phase der Erkrankung sind Medikamente zur Steigerung von Hirnleistungsaktivitäten wirkungslos. In dieser Phase spielen die Gestaltung des Umfeldes und das Eingehen auf die Kranken die wichtigsten Rollen.

Es ist notwendig, zu verstehen, dass es sich bei einer Demenz um eine schwer wiegende Erkrankung handelt. Die betroffenen Menschen werden nicht nur schwierig, reagieren komisch, sind »halsstarrig«, sondern leiden an einer gravierenden, die Identität zerstörenden Erkrankung.

Alzheimer lässt grüßen

Immer wieder hört man, wenn sich jemand bei einer Fehlleistung oder hektischen Suchaktion ertappt, die Bemerkung: »Alzheimer lässt grüßen!« In den meisten Fällen ist dieser Zuruf absolut unbegründet. In Stresssituationen und aus Gründen der Ermüdung und Überforderung streikt unser Gedächtnis gern und schützt sich damit.

Es gibt aber auch Anzeichen, die auf eine beginnende Erkrankung hinweisen. Es ist daher wichtig, sich die häufigsten Erst- und Warnsymptome zu merken:

● Nachlassen von Gedächtnis, Urteilsfähigkeit und Orientierung
● Störung von Sprache, Erkennen und Benennen
● Zunehmende »Ungeschicklichkeiten«

Oder auf den Alltag übertragen:

● Vergessen von erst kurz zurückliegenden Ereignissen
● Schwierigkeiten, sich in unvertrauter Umgebung zurechtzufinden
● Probleme bei der Ausführung gewohnter Tätigkeiten
● Plötzlich nachlassendes Interesse an Arbeit oder Hobbys
● Schwierigkeiten bei alltäglichen Entscheidungen

Und die Folgen:

● Gleichgültigkeit und Trägheit
● Unruhe, Gespanntheit, Fahrigkeit
● Unduldsamkeit, Reizbarkeit, Aggressivität
● Niedergeschlagenheit, Resignation und Hoffnungslosigkeit
● Wahnhafte Reaktionen
● Wesensänderungen
● Neigung zur ständigen Wiederholung von Bemerkungen, Fragen usw.

10 Warnzeichen
(frühe Hinweise auf eine möglicherweise beginnende Demenz)

- **Vergesslichkeit mit Auswirkung auf die Arbeit**
  Die meisten Menschen vergessen ab und zu Namen oder Termine. Das kann eine ganz normale Schutzfunktion des Gehirns sein. Häufen sich diese Vorfälle und treten außerdem unerklärliche Verwirrtheitszustände auf, kann das ein Zeichen für eine Verminderung der Gedächtnisleistung sein.

- **Schwierigkeit mit gewohnten Handlungen**
  Menschen, die viel zu tun haben, sind manchmal zerstreut und vergessen zum Beispiel den Topf auf dem Herd. Menschen mit Demenz vergessen evtl. nicht nur den Topf auf dem Herd, sondern auch, dass sie gekocht haben.

- **Sprachprobleme**
  Die meisten Menschen haben manchmal Schwierigkeiten damit, die richtigen Worte zu finden. Die Begriffe fehlen und man ringt um Worte. Menschen mit Demenz fallen oft einfache Worte nicht mehr ein (Wortfindungsstörungen), stattdessen verwenden sie unpassende Füllworte und immer wieder Floskeln. Dadurch werden die Sätze schwer verständlich. Später sind die Kranken immer weniger in der Lage, Sprache zu verstehen und ihre Gedanken und Gefühle mit Hilfe der Sprache auszudrücken.

- **Räumliche und zeitliche Orientierungsprobleme**
  Bei vielen Menschen kommt es ab und zu vor, dass sie z.B. Wochentage vergessen oder sich in einer fremden Umgebung verlaufen. Bei Menschen mit Demenz kann es passieren, dass sie in der eigenen Straße stehen und nicht mehr wissen, wo sie sind, wie sie dorthin gekommen sind und wie sie wieder nach Hause gelangen sollen.

- **Eingeschränkte Urteilsfähigkeit**
  Nicht immer wählen Menschen die dem Wetter entsprechende Kleidung. Bei Menschen mit Demenz ist die gewählte Kleidung manchmal völlig unangebracht. Sie tragen

z.B. einen Bademantel beim Einkaufen oder mehrere Blusen an einem heißen Sommertag übereinander. Manchmal wird auch das Ankleiden in der richtigen Reihenfolge zum Problem, und es müssen Merkzettel erstellt werden, die aber unter Umständen nicht mehr entziffert werden können.

● **Probleme mit dem abstrakten Denken**
Für viele Menschen ist es eine Herausforderung, ein Konto zu führen. Menschen mit Demenz können oft weder Zahlen einordnen, ihr Alter nachrechnen noch einfache Rechnungen durchführen. Sie zahlen lieber an der Kasse alles mit ganz großen Scheinen, weil der Umgang mit dem Geld ihnen zum Problem geworden ist.

● **Liegenlassen von Gegenständen**
Ab und zu lässt fast jeder den Schlüssel oder den Schirm liegen. Bei Menschen mit Demenz kommt es vor, dass sie Gegenstände an völlig unangebrachten Plätzen ablegen, wie z.B. ein Bügeleisen in den Kühlschrank oder eine Uhr in die Zuckerdose. Im Nachhinein wissen sie nicht mehr, wohin sie die Gegenstände gelegt haben. Um das Nichtmehrwissen zu überspielen, werden oft andere beschuldigt.

● **Stimmungs- und Verhaltensänderungen**
Stimmungsänderungen kommen bei allen Menschen vor. Menschen mit Demenz können in ihrer Stimmung sehr abrupt schwanken, oft ohne erkennbaren Grund.

● **Persönlichkeitsveränderungen**
Im Alter verändert sich bei vielen Menschen die Persönlichkeit ein wenig. Bei Menschen mit Demenz kann eine sehr ausgeprägte Persönlichkeitsveränderung plötzlich oder über einen längeren Zeitraum hinweg auftreten. Jemand, der normalerweise freundlich ist, wird z.B. unerwartet ärgerlich, eifersüchtig oder ängstlich. Oder jemand, der gute Manieren hatte und wohl erzogen war, redet plötzlich vulgär und unanständig daher.

- Verlust der Eigeninitiative
Menschen arbeiten nicht fortlaufend mit der gleichen Motivation. Demenzkranke verlieren den Schwung bei ihrer Arbeit. Die Konzentrationsfähigkeit lässt nach. Das Interesse an ihren Hobbys verschwindet manchmal vollständig und schlagartig, ohne Freude an neuen Aufgaben zu finden.

»Hörte man sie ein einziges Mal reden, kam niemand auf die Idee, irgendein Teil ihres Gehirns sei eingerostet. Nur sobald sie anfing, Wort für Wort mit dem gleichen Gesichtsausdruck zu wiederholen, mußte sich jeder über ihr merkwürdiges Gebaren wundern.«

aus: Yasushi Inoue, »Meine Mutter«, S. 21

Das Alzheimer-Beschwerdebild – eine Übersicht

Die Symptome einer Alzheimer-Krankheit sind nicht bei jedem Patienten gleich häufig und stark anzutreffen. Sie hängen in gewissen Grenzen nicht nur von Ausmaß und Ausbreitung der Veränderungen im Gehirn ab, sondern auch von der jeweiligen Persönlichkeitsstruktur, vom Ausbildungsniveau, von den Lebensumständen, der körperlichen Verfassung und den Unterstützungsmöglichkeiten der Umgebung. Dennoch gibt es einige typische Erkennungsmerkmale:

Kognitive Störungen

Zu den wichtigsten kognitiven Störungen (von lateinisch: cognoscere = erkennen) gehören:

- Abnahme der Gedächtnisleistung
Die Gedächtnisstörungen betreffen vor allem die Speicherung neuer Informationen. Die Betroffenen vergessen den Inhalt von Gesprächen innerhalb von Minuten. Sie können

30

sich an den Ablauf des zurückliegenden Tages nicht mehr erinnern oder stellen immer wieder dieselben Fragen. Dabei muss die Erinnerung an lange zuvor Erfahrenes und Gelerntes nicht (deutlich) beeinträchtigt sein.

Es kann nicht mehr selbstverständlich auf Gelebtes zugegriffen werden. Das Kurzzeitgedächtnis versagt, und das Gehirn besitzt nicht mehr die Möglichkeit Informationen des Lebens festzuhalten und darauf zurückzugreifen. Der Verlust der Merkfähigkeit zerstört die zeitliche Kontinuität der Erfahrung. Die Kranken finden sich immer häufiger in Situationen wieder, denen die Verbindung zum Vorher fehlt. Der »rote Faden« geht verloren und dauernd »reißt der Film«.

- **Verlust der Orientierung**
  Immer wieder findet sich der Betroffene an Orten wieder, die er nicht kennt, und wie er dorthin gelangt ist, kann er auch nicht sagen. Zeiten geraten durcheinander. Orte können nicht mehr identifiziert werden. Personen werden nicht mehr erkannt, Situationen nicht mehr richtig eingeschätzt und gemeistert. Wie er heißt, wo er wohnt oder sich gerade aufhält, wann er geboren und wie alt er ist, welcher Tag, welche Uhrzeit es ist (er wacht z. B. nachts auf und verlangt das Frühstück), kann der Betroffene nicht mehr sagen.

- **Abnahme der Urteilsfähigkeit und des Denkvermögens**
  Damit meint man die Fähigkeit, zwischen verschiedenen Entscheidungsmöglichkeiten abwägen zu können, Probleme zu erkennen und Lösungen zu finden. Dabei ist das prämorbide Niveau, also das vor der (ohnehin schleichend begonnenen) Erkrankung, häufig schwer abzuschätzen. Man kann es aber aus dem Grad der Schulbildung, der sozialen Stellung oder der beruflichen Qualifikation des Betroffenen halbwegs ableiten.
  Das Nachrechnen des Alters etwa oder das Beurteilen einer Situation gelingt nicht mehr. Logische Überlegungen können nicht mehr angestellt werden.

- **Störung des Wahrnehmens und Erkennens**
  Gegenstände und Personen können nicht mehr identifiziert werden und erscheinen plötzlich ganz anders. Die Sichtweise verändert sich, und es kann vor allem im Dämmerlicht zu Fehleinschätzungen kommen. Selbst altbekannte Personen und Gegenstände werden nicht mehr erkannt. Auf normale Sinnesreize (Sehen, Hören, Fühlen, Schmecken, Riechen) kann nicht mehr adäquat reagiert werden.

- **Störung der Bewegung, Handhabung und der Routine**
  Handlungsstörung: Die Betroffenen wissen oft, was sie tun wollen, können ihre Absicht aber nicht realisieren. Die Folgen sind: Probleme mit Schriftbild, Körperpflege, An- und Auskleiden, Essen und Trinken. Es kommt zu Schwierigkeiten beim Benutzen von Geräten (in der Küche) und Werkzeugen (in der Garage oder Hobbyraum). Ist das prozedurale Gedächtnis gestört, können »eingefleischte« Handlungsabläufe nicht mehr durchgeführt oder zu Ende geführt werden und geraten durcheinander. Es entsteht eine dauernde Bewegungsunruhe mit »Nesteln und Herumfingern«, ständiges Spielen mit Taschentüchern, Stiften, Besteck, fahrige Gesten, Auflesen von Flocken, Fäden usw.

- **Störung der Konzentrationsmöglichkeit**
  Es kommt zu rascher Ermüdbarkeit bis hin zur völligen Kraftlosigkeit. Das Ziel, z. B. ein Bild zu malen, kann nicht erreicht werden, denn schon nach kurzer Zeit erlischt die Möglichkeit, gezielt mit den Utensilien umzugehen und die Fertigstellung in die Wege zu leiten. Die Sprache wird immer ungenauer, mit Füllwörtern werden die Lücken zugedeckt (»Dingsda«, »Na, Du weißt schon was« usw.).

- **Störung der räumlichen Leistung**
  Sie erkennt man an Schwierigkeiten beim Zeichnen, an Rechts-Links-Verwechslungen und an Fehlern, die ein Raumverständnis erfordern, z. B. beim Binden einer Krawatte oder beim Parken eines Autos.

Nicht kognitive Störungen

- **Verminderung der Affektkontrolle**
  Persönlichkeitsfremde, d. h. für den Betroffenen eine bis dahin untypische, persönlichkeitsfremde Reizbarkeit, Rührseligkeit oder rasche Schwankungen der Stimmungslage.

- **Verminderung des Antriebs**
  Meist als Aspontaneität (»reagiert kaum mehr spontan«) und vermehrte Abhängigkeit von äußeren Anregungen erkennbar. Die meisten Bewegungsabläufe sind verlangsamt, besonders an den Händen.

- **Störung des Sozialverhaltens**
  Insbesondere persönlichkeitsfremde Taktlosigkeit, Verletzung sittlicher Normen, mangelnde Rücksichtnahme, aber auch vermehrte Anhänglichkeit (»Klammern«) und blinde Gefolgschaft.

Ich kann nicht mehr denken

Geplante Handlungen sind dem Kranken in den wichtigen Teilbereichen der Lebensgestaltung nicht mehr möglich.

Der demenziell Erkrankte erlebt seine fortschreitende Unfähigkeit zur Lebensbewältigung oft noch beschämender und schmerzlicher als die Merkschwäche. Eine Frau mit Demenz sagt: »Wenn ich etwas gefragt werde, weiß ich es nicht. Früher habe ich alles gekonnt. Es ist nicht mehr so wie früher. Es geht nicht mehr. Ich kann nicht mehr denken.«

Die Möglichkeiten, sich auszudrücken, am Leben teilzunehmen und Quellen der Lebensfreude und Bestätigung zu erschließen, sind eingeschränkt auf einen immer kleiner werdenden Aktionsradius. »Hier hab ich's, aber es kommt nicht raus.«

Erzwungene Untätigkeit und Unfähigkeit zur gedanklichen Orientierung können dazu führen, dass der Kranke die Zeit als einen bedrohlichen, endlosen und ungegliederten Strom erlebt. Ein Kranker drückt dies mit den Worten aus: »Wenn nichts passiert, ist die Zeit ein totales Chaos.«

● Unfähigkeit zur Lebensbewältigung

Aufgrund der zunehmenden Unfähigkeit zur Lebensbewältigung werden die Kranken immer abhängiger von der Hilfe anderer. Der Verlust gewohnter Rollen und Funktionen sowie der Verlust der Selbstständigkeit lösen Trauer und Wut in den Betroffenen aus. Häufig fühlen sie sich als wertloser Ballast ihrer Umgebung. Als demütigend wird vor allem die notwendige Hilfe beim Baden und Anziehen empfunden. Jede Handreichung kann die tiefe Wunde im Selbstwertgefühl aufreißen. Nicht selten stoßen die Hilfsangebote auf heftige Gegenwehr, vor allem bei Hilfestellungen, die in den Intimbereich eindringen. Verzweifelt sind viele Kranke bemüht, zumindest hier ihre Eigenständigkeit zu bewahren.

Herr W. reagiert nicht auf die Aufforderung sich auszuziehen und wehrt sich entrüstet, wenn man ihm helfen will: »Du willst ja nur gucken!«

● Im falschen Film

Der Kranke kann auf viele Bereiche seines Gedächtnisses nicht mehr zurückgreifen, ihm ist der Zugang »verschüttet«. Damit fehlt auch der Zugang zu sehr vielen Lern- und Lebenserfahrungen. Man kann sich das Erleben eines Kranken so vorstellen, dass er sich dauernd in einem falschen Film wähnt. Den Anfang einer Szene kennt man nicht. Das Ziel der Handlung ist unklar, und die Dialoge sind in höchstem Maße verwirrend. Immer wieder tauchen vertraute Bilder auf, aber sie in ein sinnvolles Ganzes einzuordnen gelingt nicht. Und immer wieder reißt der Film. Es ist alles ein einziges Chaos, ein Wirrwarr und ein persönliches Drama.

In einem autobiografischen Roman berichtet ein Betroffener: »Ich kann spüren, wie ich diesen rutschigen Abhang hinuntergleite. Ich empfinde Traurigkeit und Angst, die ich nie zuvor erfahren habe. Das ist so, als wäre ich der einzige Mensch auf der Welt mit dieser Krankheit. Ich spüre, dass ich ganz allein an einem Abgrund entlang wandere. Niemand versteht die Löcher in meinen Gedankengängen. Wie weit muss ich noch gehen?«

- **Verändertes Verhalten Demenzkranker**
Die Zerstörung des Gehirns macht nicht nach dem Befall der für das Kurzzeitgedächtnis zuständigen Bereiche Halt. Sie betrifft alle Regionen und führt so zu schweren Verhaltensstörungen. Im fortgeschrittenen Stadium der Krankheit verändert sich auch die Persönlichkeit des Menschen.
So kommt es bei der Demenz vom Alzheimer-Typ besonders häufig im Anfangsstadium zu einer quälenden Unruhe. Die Kranken nesteln ständig an der Kleidung herum und scheinen tagsüber ununterbrochen in Bewegung zu sein. Viele wandern aber auch ohne Orientierung in der Nacht umher und liegen dann während des Tages teilnahmslos im Bett. Bei ihnen ist der Tag- und Nachtrhythmus völlig gestört.
Andere wiederum werden extrem misstrauisch gegenüber ihrer Umgebung. Können sie etwas nicht finden, wie z. B. ihr Portemonnaie, vermuten sie, bestohlen worden zu sein. Dass sie den Geldbeutel vielleicht abgeben mussten, weil sie ihn sonst verloren hätten, haben sie dabei längst vergessen. Eine solche Vorstellung kann sich zu einer echten Wahnidee entwickeln und fördert neben der Unsicherheit über die fremde Umgebung Reizbarkeit und Aggressivität. Die kann sogar so weit gehen, dass sich der Kranke in seiner subjektiven Not nur noch mit körperlicher Gewalt helfen zu können glaubt. Auch diese Situationen stellen die Geduld von Angehörigen und Pflegekräften naturgemäß auf eine sehr harte Probe.

Beginnende Erkrankung

Demenzerkrankungen beginnen manchmal plötzlich aufgrund eines auslösenden Ereignisses, wie z. B. ein Umzug, eine Operation oder beim plötzlichen Tod eines nahen Angehörigen. Meist ist der Anfang jedoch schleichend mit zunächst kaum merkbarem Nachlassen der Gedächtnisleistung, des Orientierungsvermögens und der Handlungskompetenzen. Beispielsweise kann die Steuererklärung nicht mehr erledigt werden (obwohl die auch schon für einen orientierten Menschen eine sehr komplizierte Aufgabe ist). Viele dieser Veränderungen können anfangs genauso gut durch altersgemäßes Nachlassen von Fähigkeiten erklärt werden oder auch eine seelische Reaktion auf Lebensveränderungen (Trauer, Veränderung von Interessen usw.) sein. Nicht jeder, der im Alter vergesslich wird, muss schon demenzkrank sein.

In der frühen Phase der Krankheit kann nur ein erfahrener Arzt nach sorgfältiger Abklärung feststellen, ob es sich um eine demenzielle Erkrankung oder um andere Ursachen handelt. Zu denken ist z.B. an eine Depression, die sich unter Umständen auch im Nachlassen von Gedächtnisleistungen und der Konzentrationsfähigkeit äußern kann. Menschen, die an einer Depression leiden, klagen jedoch häufig über ihre Beeinträchtigungen oder überschätzen sie sogar. Bei Demenzkranken ist das eher umgekehrt.

Vermindertes Konzentrationsvermögen

Bezeichnend für Demenzerkrankungen sind Veränderungen im Wesen oder Verhalten der betroffenen Menschen. Manchmal treten diese Veränderungen schon auf, bevor eigentliche Defizite der geistigen Leistungsfähigkeit bemerkbar werden. Zum Beispiel kann das verminderte Konzentrationsvermögen dazu führen, dass ein geselliger Mensch sich zunehmend zurückzieht, wenn er unter vielen Menschen ist, da er den Gesprächen einfach nicht mehr folgen kann. Ein anderer wird reizbar, da ihm Tätigkeiten, die er noch vor einiger Zeit bewältigen konnte, nicht mehr oder nur unter großer Anstrengung gelingen. Er wird unzufrieden mit sich selbst, und da er keine bewusste Nachlässigkeit bei sich selbst finden kann, neigt er schließlich dazu, die Ursachen bei anderen zu suchen. Schuldzuweisungen können die Folge sein. Die Kranken wenden in dieser Zeit oft geradezu Strategien des Selbstschutzes an. Sie gehen manchen schwierigen Situationen intuitiv aus dem Weg oder verstehen es, bei problematischen Fragen geschickt auszuweichen. Uns allen wird es vermutlich ähnlich ergehen, wenn wir demenzkrank werden, denn niemand möchte sich gerne blamieren. Dies ist wohl mit ein Grund, weshalb eine Demenz vom Alzheimer-Typ oft erst von den Angehörigen bemerkt wird, wenn sie schon weit vorangeschritten ist.

Den Boden unter den Füßen verloren

Sich in seiner Umwelt nicht mehr zurechtzufinden, sozusagen stückweise den Halt unter dem Boden zu verlieren, würde bei jedem von uns Angst auslösen. Die Äußerungen wären vermutlich von großer Unruhe geprägt. In Unruhe, häufigem Umräumen und Betriebsamkeit kann auch eine Suche nach Beschäftigungsmöglichkeiten und Sich-nützlich-Machen zum Ausdruck kommen, da anspruchsvolle Beschäftigungen nicht mehr möglich sind.

Die Suche nach Halt und Sicherheit bei Vertrauten kann gleichzeitig von vehementer Ablehnung jeglicher offenkundiger Hilfe begleitet werden, die der Kranke vorschnell als Entmündigung und damit als weitere Herabsetzung seiner Selbstständigkeit bewertet. Gerade dieser Zwiespalt zwischen Hilfesuchen und gleichzeitiger Ablehnung macht es Betreuenden oft unheimlich schwer und manchmal fast unmöglich, zu helfen. Hinzu kommen laufende Schwankungen der aktuellen Befindlichkeit, die manches bestehende Defizit plötzlich für kurze Zeit wieder völlig verschwinden lassen. Während das Ankleiden am Morgen an einem Tag gelingt, kann am nächsten Tag die Reihenfolge der anzuziehenden Kleidungsstücke trotz Merkzettel wieder völlig durcheinander geraten.

Meist haben es nahe stehende Personen wie der Ehepartner oder die Tochter besonders schwer. Sie sind aber zugleich die wichtigsten Personen. Nicht selten sind die nahe stehendsten Bezugspersonen auch Opfer von Anschuldigungen oder wie ein Ventil für den Unmut und Verzweiflung des Kranken.

Fehleinschätzungen und Hirngespinste

Allein lebende Erkrankte äußern, noch bevor erste Gedächtnisstörungen offenkundig werden, zum Teil wahnhafte Erlebensweisen oder haben Halluzinationen. Durch schummriges Licht und unzureichende Beleuchtung kommt es immer wieder zu Fehleinschätzungen und Sinnestäuschungen.

Trugwahrnehmungen treten auf:

- beim **Sehen**:
  Der Betroffene sieht sich z. B. im Fernsehen auftreten.
- beim **Hören**:
  Der Betroffene vernimmt Stimmen und hört sonderbare Geräusche.
- beim **Schmecken**:
  Das Essen ist übersüßt oder versalzen.
- beim **Riechen**:
  z. B. Fäulnis- und Gasgeruch.

Die Verkennungen entstehen oft auch dadurch, dass erste Defizite und damit verbundene unbestimmte innere Ängste vor Verlust und Hilflosigkeit sozusagen eigene Erklärungsversuche auslösen. Der Nachbar, der einem Böses will oder laufend Geld und andere Dinge aus der Wohnung entwendet, kann so zu einer Erklärung für die eigenen inneren Verlustängste werden. Verständnis für die gefühlsmäßige Situation des Betroffenen kann hier helfen. Eventuell ist auch ein geeignetes, niedrig dosiertes Medikament sinnvoll. Dagegen sind Überzeugungsversuche und Ausreden meist völlig zwecklos oder verschlimmern die Situation nur noch. Nötigenfalls sollte sogar mit dem Nachbarn in aller Offenheit »mal ein ernstes Wörtchen geredet werden« (natürlich nur, wenn er eingeweiht ist), um den Kranken damit zu beruhigen. Oft verschwinden solche Wahnsymptome, wenn genügend Sicherheit und Unterstützung im Alltag und menschliche Nähe angeboten werden kann.

Fortschreitende Erkrankung

Ausgehend von den Störungen des Kurzzeitgedächtnisses und der Orientierung in Raum und Zeit (Tageszeiten werden verwechselt, der Weg wird nicht gefunden), wird bei fortschreitender Erkrankung zunehmend auch das Altgedächtnis betroffen. Der Kranke kann der Überzeugung sein, vierzig Jahre alt oder jünger zu sein und eben jetzt zur Arbeit gehen zu müssen. Er lebt immer mehr in seiner eigenen Erinnerungswelt. Die Betreuenden müssen sich auf seine Welt einstellen, denn ihm gelingt es nicht mehr, sich auf die Wirklichkeitsebene der anderen einzulassen, diese intellektuelle Hirnleistung ist nicht mehr möglich. So sollte der Arzt es notfalls auch akzeptieren, wenn er für den eigenen Sohn gehalten wird, denn widerspricht er, erzeugt er möglicherweise nur Unsicherheit und Enttäuschung.

Eingeschränkte Handlungskompetenz

Die Sprache sowie die Handlungs- und Planungskompetenz der Kranken werden im weiteren Verlauf immer eingeschränkter. Komplizierte mehrgliedrige Handlungsabläufe, wie das Kochen oder eine aufwendigere Reparaturarbeit im Haus, sind schon sehr früh nicht mehr möglich. Später bereiten auch das Essen mit Messer und Gabel oder das Treppensteigen Schwierigkeiten. Die Verständigung kann sich auf einzelne Worte oder kurze Sätze einschränken. Die Sprache wird immer einsilbiger, bis sie ganz verstummt. In dieser Phase der Krankheit kommt der nichtsprachlichen Verständigung eine besondere Bedeutung zu. Die Kranken reagieren auf den Tonfall der Stimme, sanfte Berührung oder ein Lächeln.

Ängste vor technischen Geräten, vor Wasser, vor unbekannten Menschen und vor Dunkelheit können auftreten, vergleichbar mit den Ängsten von Kleinkindern vor fremden Situationen, die sie nicht einordnen können. Dunkelheit kann ängstigen, da der Kranke im Moment des Aufwachens nicht weiß, wo er ist und warum es dunkel ist. Er kann sich nicht selbst vergegenwärtigen, dass er im eigenen Zimmer ist und alles seine Ordnung hat. Er findet sich stattdessen lediglich in einem dunklen Raum wieder, der absolut keinen Anhaltspunkt zur Orientierung bietet.

Der Kranke spürt jetzt seine Defizite und sein Unvermögen nicht mehr so deutlich wie in früheren Krankheitsphasen. Er hat vergessen, dass er vergessen hat. Lediglich seine Ängste, sein Sich-unverstanden-Fühlen und seine Hilflosigkeit nimmt er deutlich wahr.

Letzte Krankheitsphase

In der letzten Phase der Krankheit wird auch die Bewegungsfähigkeit zunehmend eingeschränkt. Leichte Koordinierungsprobleme, z. B. beim Umgang mit Messer und Gabel oder beim Treppensteigen können bereits in früheren Krankheitsphasen auftreten. Diese Koordinationsprobleme nehmen zu und führen irgendwann auch zu Schwierigkeiten beim Gehen oder auch dabei, sich längere Zeit aufrecht zu halten. Der Kranke sitzt oder liegt viel im Bett. Kontaktmöglichkeiten gibt es noch über die Stimme, Berührung und Blickkontakt. Über zunehmende Zeitspannen wirkt der Kranke abwesend oder nicht ansprechbar. Der gesamte Körper wird schwächer und dadurch anfälliger gegen Infektionen, die dann schließlich die Sterbephase einleiten können. Manchmal zeigen Kranke selbst in dieser Phase noch für kurze Momente erstaunliche Reaktionen, eine passende Antwort auf eine Frage zum Beispiel, als ob über kurze Zeit noch wichtige Verbindungen im Gehirn hergestellt werden könnten.

Immer mehr Angehörige ringen sich in dieser Phase in gemeinsamer Entscheidung mit dem Arzt dazu durch, keine lebensverlängernden Maßnahmen wie künstliche Ernährung einzusetzen. Nicht, um dem Leiden aus dem Weg zu gehen, sondern weil man glaubt, im Sinne des Kranken zu handeln, wenn der natürliche Fortgang der Erkrankung zugelassen wird. Eine Heilung oder Verbesserung ist ja nicht mehr möglich. Wenn Alzheimer-Kranke sterben, wird dies manchmal wie ein langsames Hinübergleiten in eine andere Welt wahrgenommen.

Zusammenfassend ist zu sagen, dass jede Demenz ihren eigenen Verlauf hat. Es gibt keinen allgemeinen Katalog der Ereignisse, keinen Demenzfahrplan. Bei jedem Menschen erscheinen die Symptome anders. Es ist zu vermuten, dass viele Gründe dafür verantwortlich sind. Das gelebte Leben und die aktuelle Umgebung, die betroffenen Hirnregionen und die wahrgenommenen Umweltsignale bestimmen die Lebensqualität des Kranken und das rasche oder verlangsamte Fortschreiten der Krankheit.

Wo ist der Schlüssel?

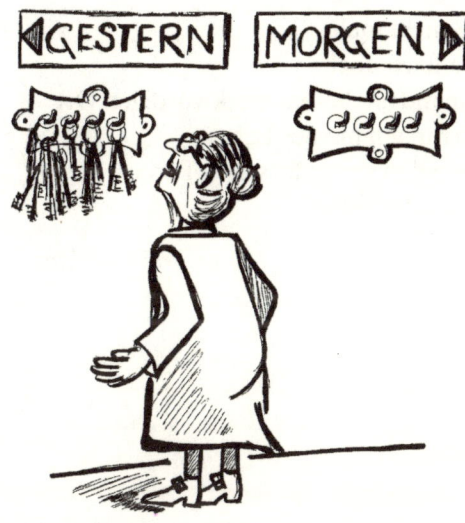

Die Schlüssel zur Identität eines Menschen mit Demenz hängen nicht mehr in der Gegenwart oder gar in der Zukunft. Dieses Schlüsselbrett ist leer und hat kaum noch irgendwelche wegweisende Bedeutung. Damit lassen sich keine Türen mehr öffnen. Einzig die »Schlüsselerlebnisse« aus der Vergangenheit bieten noch Sinnhaftes an. Im Altgedächtnis hängen die Schlüssel zur eigenen Identität. Und plötzlich gehen Türen auf zum Leben.

Ich weiß nicht mehr –
Finde den Weg nicht mehr
Kann nicht mehr sagen warum
Kann nicht mehr tun was ich immer getan
Kann nicht mehr sein was ich immer schon war
Ich weiß nicht mehr –
Ich weiß doch noch
Dass den Weg ich einst ging
Dass die Sprache mir früher gelang
Dass das Tun mir damals doch glückte
Dass ich jemand war im Kreis meiner Lieben
Dass ich mitten im Leben stand
Ich weiß doch noch
Ich weiß nicht mehr
Mehr weiß ich doch
Wird jemand an diesem merkwürdigen Ort
In den Irrungen meines Lebens
Vor den vielen verschlossenen Türen
mein Begleiter sein?

Martin Weidenfelder

Zeitensprünge – ein Beispiel

> »*Auf meiner Netzhaut spiegelt sich das Bild, wie meine junge, dreiundzwanzigjährige Mutter auf der Suche nach mir, ihrem Baby, diesen Weg entlanglief. Aber noch ein anderes Bild befand sich darauf, ich, nun über sechzig Jahre alt geworden, suchte meine fünfundzwanzigjährige Mutter und lief denselben Weg. Das eine Bild war irgendwie kühl und glänzte feucht, das andere hatte etwas Erschreckendes an sich. Beide Bilder überlagerten sich und verschmolzen zu einem. In dem einen Bild war ich ein Baby und Mutter dreiundzwanzig Jahre. Auf dem anderen war ich dreiundsechzig Jahre alt und meine Mutter besaß das Gesicht einer Fünfundachtzigjährigen.*«
>
> Aus: Yasushi Inoue, »Meine Mutter«, S. 117

Der Kranke lebt in einer anderen zeitlichen Realität. Sie ist für ihn real existent – mit unserer Wirklichkeit jedoch oft nicht im Einklang. Es sind »Zeitensprünge«, die die Kranken unternehmen. Oft gehen sie von einer Realität aus, die zeitlich viele Jahre zurückliegt.

In einer als unverständlich und potenziell bedrohlich erlebten Gegenwart greift der Demenzkranke auf das zurück, was ihm noch an Resten der Erinnerungen und an Vertrautem geblieben ist. Um Halt und Orientierung zu finden, begibt er sich oft auf eine ruhelose Suche nach vertrauten Menschen und Orten. In der versunkenen inneren Welt lassen sich zudem für den Kranken leichter Bezüge herstellen, und seine noch erhaltenen Erinnerungen können ihm helfen, sich seiner selbst zu vergewissern und die beschämende Gegenwart für eine Weile zu vertreiben.

Zeitensprünge unternehmen auch gut orientierte Menschen immer wieder. Vor einiger Zeit war ich mit der Bahn unterwegs. Im Abteil hatte ich mich auf meinem Platz gemütlich niedergelassen. Mit der Lektüre eines Buches gedachte ich mich für einige Zeit zu beschäftigen. Die Abteiltür wurde aufgestoßen und eine sehr lebhafte Familie kam herein. Jetzt war alles mit Leben gefüllt: Gerangel um den Fensterplatz, Geraschel mit der Chipstüte, Geschrei wegen verschütteter Getränke, der Geruch von Leberwurst kroch vorüber. Mit der geruhsamen Zugfahrt nahm es ein jähes Ende. Es half nicht, demonstrativ mein Buch zwecks intensiven Studiums vor die eigene Nase zu halten. An eine konzentrierte Lektüre war nicht mehr zu denken. Immer wieder wurde ich von löchernden Fragen getroffen – Small Talk. Also unternahm ich einen Zeitensprung, eine innere Zeitreise. Bei geschlossenen Augen wanderten die Gedanken auf und davon, Monate zurück. Helle Ferientage. Wandern im Hochgebirge. Wundervolle Aussichten. Herrliche Ruhe über allen Wipfeln … Erst der Zugbegleiter machte meinem freien und befreienden Gedankenausflug ein plötzliches Ende: »Die Fahrkarten bitte.« Es brauchte einen Augenblick, bis die Aufforderung zu mir durchkam, bis ich mich vom Gipfelkreuz verabschiedet hatte, aber dann gelang der zielsichere Griff zur Fahrkarte. Zeitensprünge. Tagträume unternehmen wir öfters. Sie sind manchmal notwendig im Kampf gegen stressige Situationen. Wer hat sich nicht schon bei langweiligem Unterricht zum Fenster hinausgeträumt. Hinterher ist die Rückkehr problemlos möglich. Die Wirklichkeit hat uns wieder. Menschen mit Demenz können von sich aus den Rückweg in die Realität nicht mehr finden. Diese Fähigkeit steht ihnen nicht mehr gezielt zur Verfügung.

Das Gut in Ostpreußen

Die Frau sitzt in ihrem Rollstuhl. Das Essen muss ihr gegeben werden, denn mit Messer und Gabel kann sie nicht mehr umgehen. Die Menschen in ihrer Umgebung erkennt sie nicht mehr. Den Weg in ihr Zimmer findet sie nicht alleine. Auch mit dem eigenen Spiegelbild kann sie nichts anfangen. Höchstens begegnet ihr darin eine fremde, zögerliche alte Frau, die tastend und ängstlich ihren Weg sucht, wie sie selbst.

Plötzlich, irgendein Geräusch hat das ausgelöst, überfällt sie eine große Unruhe und sie schreit es mit weit geöffneten Augen hinaus: »Wann spannen … spannen die da endlich die … Trallala … die Pferde an? Wir müssen doch los! … Trapp, trapp

… Los, die Pferde anspannen! … Dalli, Dalli!«

Sie ist als Kind in Ostpreußen aufgewachsen. Auf einer alten, schon etwas vergilbten Fotografie ist das festgehalten. Die Angehörigen hatten eine Wand in ihrem Zimmer ganz mit ihren Bildern behängt. Jede Pflegekraft, die das Zimmer betrat, musste es eigentlich als erstes bemerken. Da steht ein junges Mädchen mit langen Zöpfen auf der großen Treppe vor einem herrschaftlichen Gutshaus. Pferde kann man sehen und gerade noch am Rande eine Kutsche …

Die Gegenwart erscheint eintönig und wirkt beschämend fremd. Das Kommando geben andere. Etwas Sinnvolles gibt es nicht zu tun. Die alte Frau ist auf Hilfe und Pflege angewiesen. Immer wieder kommt das Gefühl von Kränkung und endloser Verlassenheit. Dauernd reden Menschen auf sie ein, korrigierend, konfrontierend, orientierend und sie kann doch nichts damit anfangen. Es ist nicht ihre Welt. Sie versteht nicht, was das alles soll. Sie ist ja hier nicht zu Hause. Kein Wunder, dass sie dem allen entfliehen möchte, weg von den Peinlichkeiten. Sie möchte dort sein, wo sie sich auskennt. Sie möchte die Zeit (wieder)erleben, da sie kompetent war und mitten im Leben stand. Jetzt ist das alles nicht mehr so. Es ist alles so verwirrend. Jetzt macht sie einen Zeitensprung aus der unsäglich belastenden Gegenwart in ihre Zeit, viele Jahre zurück. Sie ist in ihrer inneren Erlebenswelt, sieht und fühlt ihre Wirklichkeit.

»Wann spannen … spannen die da endlich die … Trallala … die Pferde an? Wir müssen doch los! … Trapp, trapp … Los, die Pferde anspannen! … Dalli, Dalli!«

Hirngespinste? Wirres Zeug? Unsinn? Nein, gelebte Gefühle aus lang vergangenen Tagen. Ein Mensch auf seiner inneren Lichtung im Nebel des Vergessens.

Was noch bleibt, sind die Gefühle

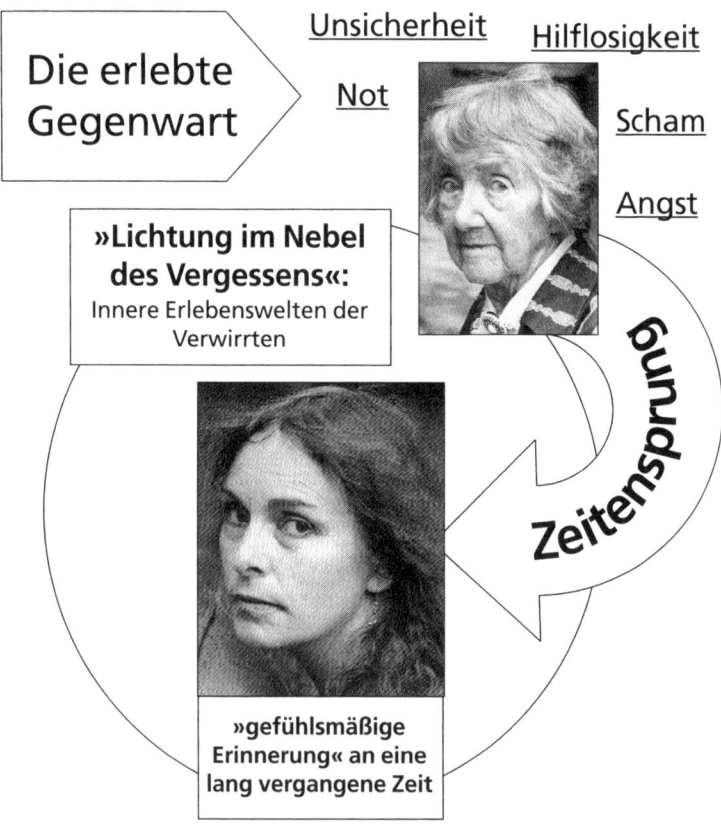

Die erlebte Gegenwart

Unsicherheit   Hilflosigkeit

Not   Scham

Angst

»Lichtung im Nebel des Vergessens«:
Innere Erlebenswelten der Verwirrten

Zeitensprung

»gefühlsmäßige Erinnerung« an eine lang vergangene Zeit

Zeitensprünge hinaus aus der beschämenden Gegenwart auf die innere Lichtung, die rettende Insel im Meer des Vergessens, in das gefühlsmäßige Erinnern.

Demenzkranke fühlen sich dabei oft wesentlich jünger. Jetzt ist sie die junge Frau, die sie einmal war und spürt ganz genau, was sie antreibt und was sie empfindet. Jetzt geht sie an ihre sinnvolle Arbeit. Sie hat einen Stand und Prestige. Ihr Wort gilt etwas. Sie waren jemand in Ostpreußen.

Hirngespinste

Gesponnen zart
Gespinst der Gedanken
filigranes Wunderwerk
die hastige Handbewegung
durchfurchtet das Gespinst

Unsagbar fremd
der Ort
der Unort
der keine Sprache kennt
die Welt ist aus den Fugen
Unzeit heilt keine Wunden mehr
die Zeit hat mich verloren
die Rätsel werden unlösbar
kein Rat schlägt die Angst in den Wind
die Tage wie im Nebel
undurchdringlich die graue Wand
Konturen verschwimmen im Niemandsland
Gesichter verlieren sich ins Nimmermehr
Gewohnheiten lassen Federn
das fremde Spiegelbild zerbricht

Und hier mein Dennoch-Ort
vertraute Gassen im großen Wirrwarr
Heimatdorf mit Heimatmenschen
Heimat, deine Sterne …
aus jedem Fenster lacht ein Gesicht
ich weiß genau
das kenn ich doch
wie klein das Treppenhaus der alten Schule ist
wie sicher bin ich doch an Vaters Hand
ich springe über jeden Stein
ich klettere auf jeden Baum
Mutters Trösten trotzt jedem Schmerz und Weh
vertrauter Klang der Worte

Daheim ist wo man meine Sprache spricht
Geheimnisse der Kinderzeit
Rätsel sind ein Kinderspiel
helle Tage, frohes Lachen
»Weiß ich den Weg auch nicht, du weißt ihn wohl ...«
vertrautes Land, das meine Sprache kennt ...

Gesponnen
das Netzwerk der Gedanken
das hastige Vergessen durchfurchtet das Gespinst
bringt neue Hirngespinste
Fäden, die mein Leben sind

Martin Weidenfelder

Erinnerungsinseln

Die »Lichtungen im Nebel des Vergessens« sind oft erstaunlich unversehrt erhalten, ja sie gewinnen noch an gefühlsmäßiger Färbung, und die Angehörigen wundern sich dann, wie lebendig die Kranke plötzlich erzählt, wie gut sie alles noch weiß. Die Episoden von früher scheinen sich erst gestern ereignet zu haben. Gehen immer mehr Erinnerungen verloren, so vermag die Kranke ihre Erinnerungen nicht mehr in ein biografisches Ganzes einzuordnen und sie in ein richtiges Verhältnis zur Gegenwart zu bringen. Die »Erinnerungsinseln« lösen sich gleichsam aus ihrer Verankerung, und sie beginnen, frei »umherzuschwimmen«. Das sind die so genannten »ver-rückten« Handlungen und Äußerungen von Demenzkranken, die die Angehörigen und Pflegenden so hilflos machen.

Frau Müller* zeigt immer mit dem Finger auf den Mund und fordert die sie Umgebenden auf, nur leise zu sprechen. Im Bett liegt ihr Mann. Er sei gerade aus dem Krieg gekommen, flüstert sie. »Stellen Sie sich vor, plötzlich ist er vor der Tür gestanden, völlig abgemagert.« Jetzt sei er müde. Sie geht an sein Bett, legt behutsam eine warme Bettflasche hin. »Wissen sie, er hat es im-

---

* Alle Namen wurden geändert.

mer kalt. Frostbeulen. Er braucht es warm.« Im Bett liegt nur die Fotografie eines Mannes in Uniform. Zärtlich streicht sie mit den Fingern darüber. »Wir müssen leise sein. Dürfen ihn nicht stören. Ich koche ihm was Gutes.« Den Tisch hat sie schon für eine große Familie gedeckt.

Immer wieder heißt es: Menschen mit Demenz ziehen sich in die Vergangenheit zurück, weil die Gegenwart für sie unerträglich geworden ist. Ich denke, dass diese Beschreibung vom Rückzug nicht ganz zutreffend ist. Besser sollten wir sagen: Menschen mit Demenz leben immer mehr mit den emotionalen Erlebnissen von vor langer Zeit in der Gegenwart. Das macht ihre Gegenwart aus und alle, die sie darin begleiten, sollten dies zur Kenntnis nehmen und respektieren.

Mein Vater und der Kuckuck

Ich erinnere mich an meinen Vater. In den klapprigen Handwagen hatte er den kleinen Jungen gesetzt und zog ihn hinter sich her. Seine großen Schritte führten ihn zum kleinen Garten draußen vor dem Dorf. Der kleine Junge konnte zusehen, wie Vater im Schweiße seines Angesichts arbeitete. Dann kam das ersehnte Ende und ein Abenteuer begann. Der Vater bedeutete dem kleinen Jungen, dass er etwas Besonderes im Sinn hatte und ihm zeigen wollte. Ein großer Redner war der Vater nicht, aber die Gesten, mit denen er sprach, waren viel sagend. Es begann ein längerer Spaziergang hin zum nahen Wald, den ich in der Erinnerung wie einen verwunschenen Märchenwald vor mir habe. Schier endlos der Weg durchs Dickicht. Die Trampelpfade schienen nicht enden zu wollen. Dann blieb der Vater stehen, schob seinen Jungen unter einen alten Baum und verschloss ihm den Mund mit den Fingern. Vater fing daraufhin an zu rufen. Den Klang des Kuckucks nachahmend, die Hände zum Trichter geformt und um den Mund gelegt, stand Vater an den Baum gelehnt. Es musste eine halbe Ewigkeit gedauert haben, aber der ferne Kuckuck kam unaufhaltsam näher. So angelockt, saß der Vogel dann irgendwann auf unserm Baum. Der Kuckuck war zu sehen! Was für ein Augenblick! Ich habe nie wieder einen Kuckuck gesehen. Der kleine Junge musste unwillkürlich denken: »Was mein Vater alles kann! Die Wunder der Schöpfung kennt er und ruft sie herbei. Wie großartig!« Nun ist es ja so, dass im Laufe eines Lebens die Meinung der Söhne über ihre Väter einem starken Wandel unterworfen ist. Irgendwann sagte der Junge: »Ach, der Alte versteht gar nichts! Was hat der mir noch zu sagen?« Und einige Jahre später zieht der inzwischen erwachsene Sohn doch aus Respekt den Hut vor der Lebensleistung seines Vaters. In der Erinnerung blieb auch das Erlebnis von damals.

Sollte ich nun einmal dement werden und in einem Altenheim leben müssen, sollte ich dann ruhelos über die Flure wandern und käme dann aus einem Zimmer der Ruf des Kuckucks (auch wenn er nur aus einem mechanischen Ding hervorkäme), dann müssten Sie sich nicht wundern, wenn ein Sohn mit seinem Papa unterwegs ist im verschlungenen Märchenwald. Dann bin ich wahrscheinlich im lebhaften Gespräch mit meinem Vater, der mich einführt in die Geheimnisse der Natur. Und es wäre mir recht, wenn Sie mir das nicht ausreden wollten. Sie hätten auch keine echte Chance.

> *»Denn meine Mutter litt, fast achtzigjährig und erschöpft von einem Leben, das Mühe und Arbeit gewesen war, am Dahinschwinden ihres Gedächtnisses und bedurfte der Aufsicht und Pflege. Sie hielt ein Taschentuch auf den Knien, breitete es auseinander und faltete es zusammen, in einem fort und ruhelos, schaute mich verwirrt lächelnd an, schien mich zu erkennen, nickte mir zu und fragte mich dann: »Wo ist denn der Erich?« Sie fragte mich nach ihrem Sohn! Und mir krampfte sich das Herz zusammen. Wie damals, wenn sie geistesabwesend auf einer der Brücken stand. »Auch wenn sie alles um sich her vergisst«, hatte Sanitätsrat Zimmermann gesagt, »wird ihr Herz an dich denken.« Jetzt hatten ihre Augen sogar mich vergessen, ihr einziges Ziel und Glück! Doch nur die Augen. Ihr Herz nicht.«*
>
> Aus: Erich Kästner, »Als ich ein kleiner Junge war«

50

Im Labyrinth des Vergessens –
Defizite und Verluste

Nach allem, was wir wissen, sind gerade die Anfänge der Krankheit für die Betroffenen oft sehr qualvoll und beängstigend. Die hirnorganischen Veränderungen betreffen nicht nur das Kurzzeitgedächtnis, bewirken nicht nur eine allmählich zunehmende Vergesslichkeit, das Gehirn hat auch immer weniger Möglichkeiten, neue Informationen aufzunehmen. Die Merkfähigkeit des Gehirns gibt es nicht mehr. Wenn auf einen Wissensfundus nicht mehr selbstverständlich zurückgegriffen werden kann, wenn die Lücken im Gedächtnis immer dramatischer werden, dann wird das Leben zur Qual. Besonders wirkt sich aus, dass den Kranken durch die hirnorganischen Veränderungen die Möglichkeit genommen wird, mit schwierigen Situationen umzugehen, sich aus einem »Schlamassel« durch logische Überlegungen und Strategien zu befreien.

Wir kennen ja solche Augenblicke, da wir verzweifelt auf der Suche nach einem Schlüssel oder einer Brille das Haus auf den Kopf stellen und etwas von einem aufgescheuchten Hühnerhaufen an uns haben. Der Druck ist da, das verlegte Ding zu finden. Die Angst meldet sich: Und wenn ich es nicht finde? Dann bin ich aufgeschmissen! Solche Situationen sind dem, wie Demenzkranke ihre Wirklichkeit erleben, nicht unähnlich.

Normalerweise kann man solche Krisen meistern, indem man beruhigend auf sich selbst einwirkt: Ruhig Blut! Und dann gilt es zu überlegen, auf welchen Wegen man unterwegs war, wo vielleicht der gesuchte Gegenstand abgeblieben ist. In Gedanken lassen sich Wege zurückverfolgen und Suchstrategien entwickeln, und schließlich kommt der Geistesblitz: In der Manteltasche an der Garderobe! Ja, da schau ich nach. Und tatsächlich: Durch Überlegung wird das Objekt der Begierde gefunden. Menschen, die von einer Demenz betroffen sind, finden die Lösung ihres Problems jedoch nicht mehr, können nicht rekapitulieren, können sich aus dem Abseits nicht mehr herausmanövrieren. Die wichtige Eigenschaft, schwierige Situationen durchzustehen, Lösungen zu finden, Strategien anzuwenden, Alternativen zu entwickeln, gibt es unwiederbringlich nicht mehr. Diese Überlegung macht deutlich, warum Demenzkranke oft so unruhig, hilflos und verzweifelt vor uns stehen.

Völlig übermüdet steigt ein Urlauber nach einer langen und anstrengenden Fahrt aus dem Zug. Ein völlig unbekannter Bahnhof. Menschenmassen, Geschäfte, Reklame, Abfahrtszeiten, Bahnsteignummern, Durchsagen, Gepäckkarren, Gesprächsfetzen, einfahrende Züge. Jeder scheint Bescheid zu wissen, alle strömen zielsicher die endlosen Gänge entlang. Der Urlauber bleibt stehen. Er liest die Anzeigetafeln, sucht nach Orientierungspunkten in dem Menschengetümmel. Er versucht, das Durcheinander von Eindrücken zu ordnen. Dazu haben nicht verwirrte Menschen eine Strategie. Sie sortieren die unbekannte Umgebung, filtern die vielen verschiedenen Eindrücke. Wichtiges ist von Unwichtigem zu trennen: Geschäfte, Cafés interessieren nicht, wenn die Information wichtig ist, auf welchem Gleis der nächste Zug abfährt. Entsprechend sortiert das Gehör: Gezielt wird die Lautsprecherdurchsage wahrgenommen, anderes erscheint nur noch als Hintergrundgeräusch. Auf diese Weise lässt sich die verwirrende Situation schnell bewältigen. Das anfängliche Gefühl von Hilflosigkeit in dem unbekannten Getriebe und Gewirr verschwindet. Es geht vorbei, bevor es sich zu Panik und Angst steigern kann.

Die verwirrende Situation auf dem unbekannten Bahnhof dient als Parallele. Der Alzheimer-Kranke empfindet die Alltagssituation in der Familie mit den abendlichen Geräuschen ähnlich. Aber es gibt einen Unterschied: Sein Gehirn hat die Fähigkeit des Sortierens, des Filterns verloren, und das bedeutet, es hat die Fähigkeit zum abstrakten Denken verloren.

Der Betroffene kann sich nicht mehr distanzieren. So wächst das – im Grunde normale, gesunde – Gefühl von Hilflosigkeit, das jeder gut kennt, und es wird zur panischen Angst. Der Kranke fühlt sich hilflos, weil er keine Lösung finden kann. Das

Gehirn als Schaltzentrale für alle Geistes- und Körperfunktionen ist eingeschränkt.

> *»So verlor Mutter ihre Vergangenheit von ihren siebziger bis zu den vierziger Jahren, aber was da verschwand, wurde nicht etwa in schwarze Finsternis getaucht. Es schien eher von Nebel eingehüllt zu sein, wobei dieser Nebel einmal dick und einmal weniger dick war, und manchmal schimmerte durch die Nebellücken ein winziges Bruchstück jener verlorengegangenen Wirklichkeit.«*
>
> (Aus: Yasushi Inoue, »Meine Mutter«, S. 72)

»Ich weiß nicht mehr...«

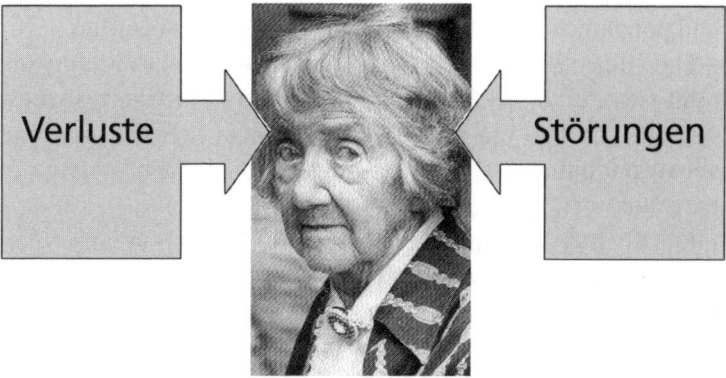

Verluste → ← Störungen

Defizite und Einschränkungen

Die hirnorganischen Veränderungen bewirken immer stärkere Einschränkungen. Die Normalität des Alltäglichen erfährt Auffälligkeiten und dramatische Störungen, die ungewohnt, beschämend und Angst einflößend sind. Hirnorganisch bedingte Ausfälle bedrohen die Selbstverständlichkeit von bislang Vertrautem.

Zutiefst verunsichert und oft peinlich berührt, nehmen die Kranken ihre zunehmende Vergesslichkeit wahr. Die Erfah-

53

rung, sich auf sich selbst nicht mehr verlassen zu können, nicht mehr über die eigene Leistungsfähigkeit verfügen zu können, bedeutet für den Kranken eine große Bedrohung und zugleich eine tiefe Kränkung:

»Wenn ich etwas gefragt werde über heute und gestern, dann stehe ich da. Es ist schlimm zu merken, dass ein anderer auf eine Antwort wartet, und man braucht so lange. Ich komme aber immer noch aus dem Schlamassel raus. Ich sag dann manchmal nicht das, was ich eigentlich sagen will. Aber ich kann's auch nicht. Ich merke auch, dass es immer mehr bergab geht. Mir ist das furchtbar unangenehm, dass da oben etwas nicht in Ordnung ist. Das ist dann genauso, wie wenn früher über jemanden gesagt wurde: ›Die ist nicht mehr ganz normal.‹ Man hat aber keine Schuld daran. Ich nehme das sehr schwer.«

Diese Aussage einer 70-jährigen Frau im mittleren Stadium einer Demenz bringt die erlebte Ratlosigkeit, Verunsicherung und persönliche Beschämung eindringlich zum Ausdruck.

Die Betroffene spürt die schleichenden Veränderungen, fühlt sich durch die Umgebung beobachtet, kritisiert, verbessert und fürchtet um ihre Würde. Sie muss sich schützen und entwickelt unbewusst Schutzstrategien, um der Bloßstellung zu entgehen.

Die Tochter kommt ins Heim. Mutter lebt schon lange hier. Es ist kurz nach Mittag. Das Geschirr ist vor kurzem abgeräumt worden. Die Tochter versucht das Erinnerungsvermögen der Mutter zu aktivieren und sagt:»Na Mutter, was gab es denn heute zum Mittagessen?« Die Antwort kommt prompt:»Die geben mir nichts! Die lassen mich hungern! Die nehmen alles für sich! Essen alles selber!« Andere zu beschuldigen ist eine Möglichkeit, mit dem Nichtwissen umzugehen. Sie hat keine Möglichkeit mehr, hervorkramen zu können, wie der heutige Speiseplan ausgesehen hat. Es ist alles ausgelöscht. Weil sie es nicht sagen kann, beschuldigt sie andere. An anderen Tagen sagt sie vielleicht weniger dramatisch:»Alles lecker hier. Mir schmeckt es immer gut. Was denkst du, was es gegeben hat? Sag du mir es.« Oder »Ich kann es doch nicht mehr sagen!«

Wie man ahnen kann, sind es von Seiten der Betroffenen

54

Verlegenheitsantworten, weil der richtige Sachverhalt doch nicht mehr zureichend beschrieben werden kann. Man weiß es schlicht nicht mehr. Die Lücken im Gedächtnis können nicht mehr geschlossen werden. Das Ergebnis sind Aussagen der Hilflosigkeit, unwillkürliche Auswege, um die Beschämung zu vermeiden. Demenzkranke Menschen sollten durch Fragen daher nicht in Verlegenheit gebracht werden. Man sollte sie nicht beschämen oder sie auf ihre Defizite hinweisen.

Die Fähigkeit, mittels Sprache zu kommunizieren, wird nicht plötzlich, sondern schrittweise ausgelöscht. Anfangs fehlt häufig nur das rechte Wort (= Wortfindungsstörung), später sind die Kranken immer weniger in der Lage, Sprache zu verstehen und ihre Gedanken und Gefühle mit Hilfe der Sprache auszudrücken. Welche Ohnmacht und welchen Schmerz der Verlust der Sprache bei den Betroffenen auslöst, wird aus diesem mühsam geformten Satz einer Alzheimer-Patientin deutlich: »Sie können noch platzen… nee… spratzen… sprachen… Es ist wie Seele. Die hab mich verdrossel… nee… verlössen.«

Am schlimmsten ist der Verlust des Wissens um das eigene Selbst, wenn Fakten der Biografie, das Bewusstsein von Fähigkeiten, Schwächen und Empfindsamkeiten der eigenen Person immer unzuverlässiger zur Verfügung stehen und die Umrisse der Identität sich allmählich auflösen.

Die Auswirkungen der Krankheit sind deprimierend. Man könnte den Eindruck haben, damit ist alles gesagt. Man könnte niedergeschlagen resignieren: »Demenz – da kann man nichts machen!« Auch Mitarbeiterinnen in der Pflege reagieren oft betroffen, denn sie haben Angst, auch einmal so zu werden. Aber ist das alles? Bleibt nur noch Hilflosigkeit und Resignation?

> »Meine Mutter, die da in einer Ecke des Zimmers saß, hatte das bedauernswerte Los einer jungen Mutter, die nach verzweifeltem Suchen resigniert erkannte, ihr Kind nie mehr zurückzubekommen. Das Gesicht meiner Mutter sah wie das Gesicht eines solchen einsamen Kindes und einer solchen einsamen Mutter aus.«
>
> Aus: Yasushi Inoue, »Meine Mutter«, S. 156

Auf der Lichtung der Erinnerung –
Fähigkeiten und Kenntnisse

»Ich will jetzt heim zu meiner Mama. Ich darf doch nicht zu spät kommen! Bringst du mich hin? Gehen wir los? Jetzt?«

Beschämend ist diese heillose Wanderung im Irrgarten, im Nebel des Vergessens, in dem man herumirrt und sich nicht mehr auskennt. Menschen erleben diese Situationen im Anfangsstadium der Krankheit als sehr bedrängendes Gefühlskarussell. Eigentlich machen jedoch die »ver-rückten« Äußerungen, die unzeitgemäßen Erinnerungen der Kranken Sinn. Es gibt keine sinnlosen Äußerungen und Handlungen. Sie machen Sinn, nur ist dieser oft uns, den Begleitenden, den an der Gegenwart Orientierten, verborgen. Der Sinn verbirgt sich hinter den Worten. Die Botschaften haben emotionalen Informationswert. Es braucht mehr Empathie (Einfühlungsvermögen), um das wahrzunehmen. In dem scheinbar Unsinnigen signalisiert der demenzkranke Mensch, wenn auch unbewusst, seine Sehnsüchte, seine Enttäuschungen, sein Schulderleben, seine Ängste usw. Oder es treten Abläufe zu Tage, die immer schon gegolten haben. Bei einem Menschen, der davon spricht, dass gleich seine Mutter kommt, ist wahrscheinlich weniger die rationale Sichtweise von Bedeutung, als die Feststellung, dass das gar nicht möglich ist. Die emotionale Befindlichkeit, die hier signalisiert wird, ist vorrangig. Was will mitgeteilt werden? Sehnsucht nach Nähe, Liebe, Geborgenheit, einem Zuhause, Zärtlichkeit. Dieses gilt es zu erspüren, zu erfassen. Dieses gilt es, Verständnis zeigend, für den anderen zum Ausdruck zu bringen, sei es mit Worten oder aber auch nonverbal mit Gesten und geeigneter Mimik. Zu Hause bin ich, wenn sich jemand zu mir setzt, etwas mit mir isst oder einige Schritte mit mir geht und mir zu verstehen gibt, dass er an meiner Seite ist, mir wohl gesonnen ist.
    Eine pflegende Angehörige übersetzte die wiederholten »ver-

rückten« Äußerungen ihres Ehemannes »Ich möchte nach Hause!« in die Botschaft: »Ich möchte in ein Leben zurückkehren, wo alles einen Sinn hat und in dem ich nützlich war, wo ich mitten im Leben stand, wo ich die Früchte meiner Tätigkeit sah und keine Furcht vor geringfügigen Änderungen hatte.«

Die kognitiven Möglichkeiten nehmen bei Menschen mit hirnorganischen Veränderungen stetig und unaufhaltsam ab, aber die Fähigkeit, Gefühle wahrzunehmen, zu spüren, wie andere mit einem umgehen, bleibt lange erhalten. Was noch bleibt, sind die Gefühle. Der Gefühlskanal bei den Kranken bleibt lange offen. Demenzkranke erweisen sich geradezu als kompetent, wenn es um Emotionen geht (emotionale Kompetenz). Innewohnende Antriebe, tiefe Gewohnheiten, die möglicherweise von früher Kindheit an das Leben bestimmt haben (lebensgeschichtliche Kompetenz) sind lange lebendig.

Es ist absolut falsch zu glauben: »Der ist doch dement, der bekommt doch nichts mehr mit! Da kann man nichts machen.« Auch wenn ein demenzkranker Mensch vielleicht nicht mehr den logischen Inhalt des Gesagten versteht und mit den Vokabeln nichts mehr anzufangen weiß, fühlt er noch oft sehr genau, wie das Gesagte gemeint ist. Menschen mit Demenz haben sehr feine »Antennen« für das »Wie« des Gesagten (freundlich, ruppig, verstellt, unecht, ernst nehmend ...). Nonverbale Signale werden sehr genau registriert.

Sich die Welt der Menschen mit Demenz vorzustellen, fällt uns schwer. Verstand und Logik treten immer mehr in den Hintergrund. Dafür werden Empfindungen immer wichtiger. Die wahrgenommene Gefühlswelt ist oft gekennzeichnet durch große Angst, Unsicherheit, Scham, Trauer und manchmal auch von Wut und Aggression. Mit einer »guten Betreuung« gelingt es, Gefühle wie Geborgenheit, Zufriedenheit, Freude und Humor wieder anzusprechen und sogar zu verstärken. Der Kranke hat seine kognitiven Fähigkeiten, das heißt seine Möglichkeiten zu durchdachtem Handeln, verloren, erhalten geblieben sind seine emotionalen Grundbedürfnisse, sein Gefühlserleben und Gefühlsausdruck, sein Persönlichkeitskern. Das ist die Ebene, auf der die Kranken zu »erreichen« sind.

»Ich will jetzt heim zu meiner Mama. Ich darf doch nicht zu spät kommen! Bringst du mich? Gehen wir los? Jetzt?«

Was für eine Welt der Emotionen tut sich auf! Die Unruhe ist der alten Frau ins Gesicht geschrieben. Pünktlichkeit war ihr immer schon zu Eigen. Sie spürt die Angst und Verzweiflung, den Weg nicht selber antreten zu können. Das Heimweh zerreißt sie förmlich. Und da ist die tiefe Sehnsucht nach der Mutter. Vielleicht ist da auch die Angst vor der Tracht Prügel beim Zu-spät-Kommen oder auch die Angst, jemanden zu enttäuschen und ein Versprechen nicht einzulösen. Emotionen, große Gefühle im Gesicht, ablesbar an der Haltung, am Klang der Stimme und dem, was zwischen den Zeilen klingt. Wie kann damit umgegangen werden?

Vom Reichtum des Erlebens

»Manchmal stelle ich mir seltsame Fragen:
Wenn ich nicht länger eine Frau bin,
warum fühle ich mich dann noch immer so?
Wenn ich nicht mehr wert bin, gehalten zu werden,
warum sehne ich mich danach?

Wenn ich nicht länger empfindsam bin,
warum freue ich mich an der Weichheit
von Seide auf meiner Haut?
Wenn ich nicht länger sensibel bin,
warum bringen bewegende, lyrische Lieder
eine Saite in mir zum Erklingen?
Jedes Molekül in mir scheint zu schreien,
dass es mich wirklich gibt,
und dass diese Existenz von irgendjemandem
gewürdigt werden muss.
Wie kann ich den Rest dieser Reise ins Ungeahnte
ertragen,

ohne jemanden, der dieses Labyrinth an meiner Seite
durchwandert,
ohne die Berührung eines Mitreisenden,
der mein Bedürfnis nach Selbstwert versteht?«

Eine demenzkranke Frau

Seht mich an!

Das folgende Gedicht schrieb eine Frau, die in einem Pflegeheim in Schottland lebte und von der man meinte, sie sei »des-
orientiert«. Nach ihrem Tod fand man bei ihr diese Zeilen.

»Was seht ihr, Schwestern, was seht ihr?
Denkt ihr, – wenn ihr mich anschaut –, eine mürrische alte
Frau?
Nicht besonders schnell, verunsichert in ihren Gewohnheiten, mit abweisendem Blick, die ständig beim Essen
kleckert, die nicht antwortet, wenn ihr sie anmeckert, weil
sie wieder nicht pünktlich fertig wird?
Die nicht so aussieht, als würde sie merken, was ihr macht,
und ständig den Stock fallen lässt und nicht sieht, wo sie
geht, die willenlos alles mit sich machen lässt: füttern, waschen und alles, was dazugehört. Denkt ihr denn so von
mir, Schwestern, wenn ihr mich seht, sagt?
Öffnet die Augen, Schwestern! – Schaut mich genauer an!
Soll ich euch erzählen, wer ich bin, die hier so still sitzt, die
macht, was ihr möchtet, und isst und trinkt, wann es euch
passt?

Ich bin ein zehnjähriges Mädchen mit einem Vater und einer Mutter, die mich lieben; und meinen Bruder und meiner Schwester.
Ein sechzehnjähriges Mädchen, schlank und hübsch, die
davon träumt, bald einem Mann zu begegnen.

Eine Braut, fast zwanzig, mein Herz schlägt schneller beim Gedanken an die Versprechungen, die ich gegeben und gehalten habe.

Mit fünfundzwanzig: Noch habe ich eigene Kleine, die mich zu Hause brauchen!

Eine Frau mit dreißig, meine Kinder wachsen schnell und helfen einander.

Mit vierzig, sie sind alle erwachsen und ziehen aus.

Mein Mann ist noch da und die Freude nicht zu Ende.

Mit fünfzig kommen die Enkel und erfüllen meine Tage, wieder haben wir Kinder – mein Geliebter und ich.

Dunkle Tage kommen über mich, mein Mann ist tot!

Ich gehe in eine Zukunft voller Einsamkeit und Not.

Die Meinen haben mit sich genug zu tun, aber die Erinnerung von Jahren und die Liebe bleiben mein.

Die Natur ist grausam, wenn man alt und krumm ist, und man wirkt etwas verrückt.

Nun bin ich eine alte Frau, die ihre Kräfte dahinsiechen sieht und deren Charme verschwindet. Aber in diesem Körper wohnt immer noch ein junges Mädchen, ab und zu wird mein mitgenommenes Herz erfüllt.

Ich erinnere mich an meine Freude, ich erinnere mich an meine Schmerzen und ich liebe und lebe mein Leben noch einmal, das allzu schnell an mir vorübergezogen ist, und akzeptiere auch kühle Fakten, dass nichts bestehen kann!

Wenn ihr eure Augen, – ja Augen aufmacht, Schwestern! So seht ihr nicht nur eine mürrische alte Frau.

Kommt näher! Seht mich!«

Ich möchte diesen eindrücklichen Zeilen, die übrigens im englischen Original in Gedichtform geschrieben sind, nur hinzufügen: »Sehen Sie mich! Und gehen Sie akzeptierend und wertschätzend um mit meinen geäußerten Gefühlen und dem, was mich antreibt!«

Haben wir nur die deprimierenden Auswirkungen einer Demenz vor Augen und was die Krankheit mit einem Menschenleben alles anstellt, dann kann man verzweifeln. Gerade Angehörige sehen oft nur diesen dramatischen Aspekt. Es gibt aber die Möglichkeit, auch einen anderen Standpunkt einzunehmen, eine andere Sichtweise anzunehmen, die weitreichende Auswirkungen hat.

Die Ressourcen Demenzkranker

Demenzkranke leiden nicht nur unter den immer massiver werdenden Verlusten und Defiziten, sie haben auch *Fähigkeiten und Kenntnisse.*

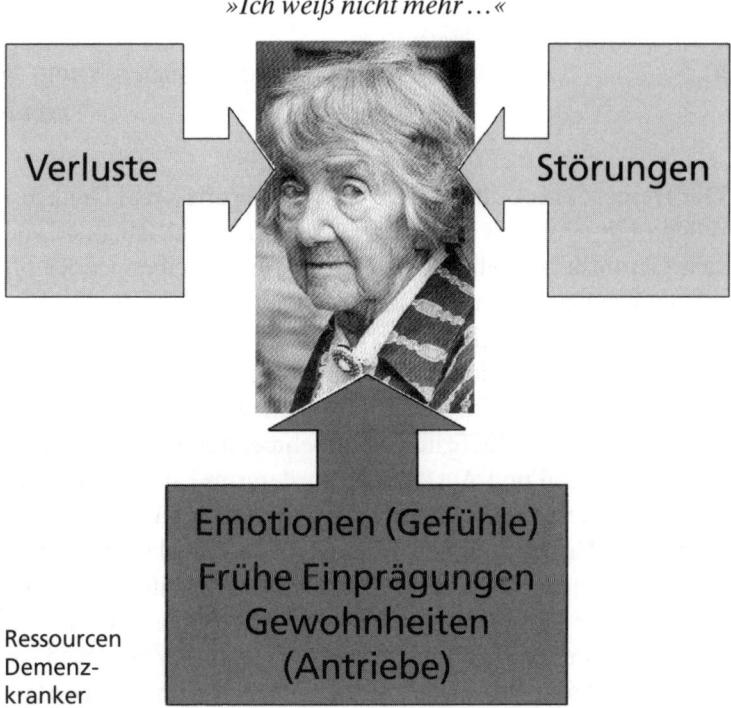

»*Ich weiß nicht mehr ...*«

Verluste

Störungen

Emotionen (Gefühle)
Frühe Einprägungen
Gewohnheiten
(Antriebe)

Ressourcen
Demenz-
kranker

Die andere Sichtweise – neue Lebenskultur in Betreuung und Pflege

> »Akio hatte erklärt, Mutter empfinde langsam immer weniger Interesse für die Dinge dieser Welt, und nur Heirat, Kindergebären und Tod hätten Bedeutung für sie, aber vielleicht könnte man auch sagen, daß nur mehr ›das Leid, von geliebten Menschen Abschied nehmen zu müssen‹, ihr Herz bewegte. Im Leben einer Frau sind Heirat, Kindergebären und Tod von diesem Leid kaum zu trennen. Hatte Mutter in ihrem über achtzig Jahre währenden Leben außer diesem noch etwas anderes geistig und körperlich erfahren? Manchmal tauchte ein gehässiger Ausdruck in ihrem Gesicht auf, aber das dauerte nur ein paar Augenblicke. Was in ihrem Körper, der so leicht wie ein welkes Blatt geworden war, und in ihrem schon zerfallenden Geist noch fortlebte, war wohl ein reines, sehr einfaches Gefühl, etwas wie destilliertes Wasser, aus dem alle Fremdkörper ausgeschieden waren.«
>
> Aus: Yasushi Inoue, »Meine Mutter«, S. 101

Der Demenzkranke büßt zwar sein Erinnerungs- und Denkvermögen ein (»verliert den Kopf«), seine Erlebnisfähigkeit und sein Gefühlsleben (emotionale Erinnerung) bleiben jedoch oft erstaunlich lange erhalten (das Gefühl im Bauch ist da).

Der Fokus der Begleitenden liegt nicht mehr auf dem Management von »störenden« Verhaltensweisen und medikamentöser Therapie. Die Würde des Kranken wird geachtet, indem nicht mehr nur die Defizite und zunehmenden Behinderungen, seine Störungen und Ausfälle im Vordergrund stehen, sondern indem die Ressourcen und noch verbliebenen Fähigkeiten des demenziell Erkrankten wahrgenommen und zugelassen werden.

Ressourcen sind Reserven, Kräfte, Fähigkeiten, die dem Kranken zur Gestaltung und Bewältigung seines Lebens zur Verfügung stehen. Die ressourcenorientierte Perspektive lässt den erkrankten Menschen in der Ganzheit seiner Lebensgeschichte gelten und vermeidet, wenn irgend möglich, Gefühle der Entmündigung, Erniedrigung und Entwürdigung.

Demenzkranke haben Fähigkeiten und Kenntnisse. Diese liegen im Gefühlsleben und bestehen aus den Inhalten des Altgedächtnisses. Die gefühlsmäßige Erinnerung erzählt von Fähigkeiten, Fertigkeiten und Kenntnissen, die früher einmal gefragt waren. Darauf sollte vermehrt das Augenmerk gerichtet sein und das Identitätsgefühl eines Menschen gestärkt werden.

Ist auch die Gegenwart schon im »Nebel des Vergessens« verschwunden, so tauchen doch immer wieder bekannte »Inseln im Meer des Vergessens« auf. Wie auf Lichtungen im verwunschenen Märchenwald erscheinen bekannte Szenen, die mit dem emotionalen Erleben von vor langer Zeit zu tun haben. Aus dem oft noch überraschend intakten Altgedächtnis kommen Botschaften, die Sinn geben.

Frühe Einprägungen sind durch »Einpauken« und Einüben entstandene Charaktereigenschaften, Lebensprinzipien, die einen Menschen beeinflussen, steuern und auf Trapp halten. Es ist wie bei einer aufgezogenen Uhrfeder: Ihre Spannung hält das Werk am laufen. Diese Antriebe, die einen Menschen »unterwegs« sein lassen, beinhalten Fähigkeiten und Kenntnisse, die zur Zeit der früheren Kompetenz gültig waren und jetzt immer noch im Hintergrund spürbar lebendig sind.

Antriebe, früh erlernte Einprägungen, Charaktereigenschaften

- früh erlernte Normen einer Generation, einer Epoche (etwa Pflichterfüllung und Treue)
- lebensgeschichtliche Herleitung, individuelle Eigenschaften (etwa Sparsamkeit und Sorgfalt)
- Motiv und Triebfeder des Handelns (etwa Fürsorglichkeit und Verlässlichkeit)
- persönliche Ausprägung und Gestaltung (etwa Sorgfalt und Fleiß)

Gefühle, Emotionen

- direkter Ausdruck der momentanen Befindlichkeit (etwa Freude oder Trauer)

- Reaktion auf Personen und Umwelterfahrungen (etwa Wut und Empörung)
- Verknüpfung mit inneren Erlebenswelten (etwa Sehnsucht und Heimweh)
- in Verbindung mit geäußerten oder behinderten Antrieben
- Demenzkranke orientieren sich spontan in ihren persönlichen Gefühlen. Gefühle kommen direkt und ungefiltert (z. B. Hilflosigkeit, Wut, Ärger, Verzweiflung, Trauer, Zufriedenheit ...).

Verluste und Störungen, Reduzierung und Defizite sind für die Demenz kennzeichnend und werden leidvoll erfahren, aber es gibt auch Fähigkeiten und Kenntnisse, die bei demenziell Erkrankten oft noch lange vorhanden sind. Darauf sollte das Augenmerk gerichtet sein. Hier ist anzusetzen mit der anderen Betrachtungsweise und der anderen Begleitungs- und Lebenskultur.

Persönliches Fazit für die Angehörigen und Betreuer

- Der neue Weg, die andere Form in der Begleitung Demenzkranker beginnt im meinem Kopf! Veränderungen beginnen mit meiner anderen Sichtweise.
- Ich muss mein Verhalten ändern – nicht der Kranke. Seine Veränderung kann nur Folge meines Verhaltens sein!
- Ich muss es für mich zulassen, dass manches anders ist und sein wird als bisher. Der Demenzkranke gibt das Tempo vor und das Thema.
- Ich bin für den Kranken da, nicht der Kranke für mich!
- Tagesaktivitäten orientieren sich an der jeweiligen Befindlichkeit und den Bedürfnissen des Kranken – nicht an meiner Planung oder Pflegeorganisation.
- Ruhe, echte Freundlichkeit, emotionale Zuwendung, Schaf-

fung von stimulierenden, das Gedächtnis anregenden Situationen sind meine künftigen Arbeits- und Begleitungsmethoden!

- Ich will mich bemühen, Betreuung ohne Stress für den Kranken und für mich selbst anzubieten.
- Ich achte die Würde des Menschen mit Demenz.

Das ABC der Emotionalen Kommunikation – eine konkrete Vorgehensweise

Carl Rogers (humane Gesprächspsychotherapie) hat als Grundpfeiler für ein helfendes Gespräch drei Basisvariablen und Grundhaltungen genannt:

- **Emphatie**
  einfühlendes Verstehen, sich einlassen auf die Gefühle, Gedanken und Wertvorstellungen des anderen

- **Kongruenz**
  Echtheit, auch vor sich selber, sich nicht verstellen, zu eigenen Gefühlen stehen

- **Akzeptanz**
  unbedingte Wertschätzung, den anderen annehmen, akzeptieren und nicht verändern wollen

In der Begleitung von Menschen mit Demenz sind diese Grundvoraussetzungen für eine gelingende Beziehung von entscheidender Bedeutung. Sie stellen geradezu ein »Handwerkszeug« dar, mit dem eine einfache Form der Kommunikation noch lange möglich erscheint.

Demenzkranken muss mit einer einfühlsamen Haltung der Akzeptanz und Wertschätzung begegnet werden. Es macht keinen Sinn mehr, sie mit unserer Wirklichkeitssicht orientieren zu wollen.

Es ist sinnlos, würdelos und hoffnungslos, demenziell erkrankte Menschen ändern, verändern und korrigieren zu wollen.

Es gelingt nicht mehr. Es macht auch keinen Sinn, sie durch Fragen zu überfordern und ihnen Korrekturen zuzumuten. Fragen setzen voraus, dass das logische Denken funktioniert, dass sinnvolle Antworten mit zutreffendem Informationsgehalt gegeben werden können, aber die Krankheit greift doch gerade diese Fähigkeiten an und macht sie zunichte.

Im praktischen Umgang mit Menschen mit Demenz hat es sich bewährt, gewähren lassend, zulassend und akzeptierend die Äußerungen und Handlungen demenziell Erkrankter zu bestätigen.

Es ist sinnvoll, würdevoll und hoffnungsvoll, demenziell erkrankte Menschen akzeptierend und wertschätzend zu begleiten.

Gerade pflegenden Angehörigen muss immer wieder klar werden, dass die Betroffenen nicht einfach »altersstarrsinnig« sind oder bösartig in ihrem Verhalten, sondern dass es Auswirkung einer gravierenden Erkrankung ist, die durch die hirnorganischen Veränderungen das ganze Wesen eines Menschen verändern und entstellen können. Umso wichtiger ist es, Menschen in dieser verzweifelten Identitätskrise und diesem persönlichen Drama wertschätzend und akzeptierend zu begleiten. Aber wie ist das möglich? Wie kann die wertschätzende Haltung gegenüber den Menschen mit Demenz praktisch zum Ausdruck kommen?

Das ABC der Emotionalen Kommunikation

kann wie folgt buchstabiert, gelernt und eingeübt werden:

A intuitiv wahrnehmen

Nehmen Sie wahr, was Ihnen direkt, zwischen den Zeilen und hinter dem Gesagten an Emotionen und fest Eingeprägtem begegnet. Welche Wesenszüge und sittlichen Werthaltungen sind spürbar? Welche Gefühle und Antriebe spielen eine Rolle?

....

(hier sollten die Begriffe genannt werden)

B direkt wertschätzend zurückgeben

Benennen Sie direkt und in kurzen Sätzen die wahrgenommenen Emotionen und was einen Menschen antreibt: zulassend, akzeptierend und wertschätzend.

Verzichten Sie auf Ablenkungsmanöver.

Verzichten Sie darauf, mit Fehlverhalten zu konfrontieren und mit Ihrer Argumentation zu korrigieren.

Verzichten Sie darauf, moralische Bewertungen abzugeben.

Geben Sie Ihrem Gegenüber mit Ihren kurzen, direkten Sätzen das Gefühl, dass Sie ihn wertschätzend begleiten.

....

(hier sollten die wörtlichen Sätze stehen, mit denen die wahrgenommenen Emotionen direkt benannt werden)

C einbettend zulassen

Abschließend können Sie mit einem allgemein bekannten Sprichwort, einer Lebensweisheit, einem Poesiealbumvers, einem Liedvers, etwas Altbekanntem, die Äußerung des Kranken noch einmal gelten lassend bestätigen.

....

(hier sollten gefundene allgemeine Redensarten stehen, mit denen Wertschätzung ausgedrückt wird)

Da im Altgedächtnis der älteren Generation ganze Schätze von Sprichwörtern und Lebensweisheiten verborgen liegen, die oft gerade Gefühle und Antriebe ansprechen, macht es Sinn, sie ans Licht zu bringen, sie ins Gespräch abschließend einfließen zu lassen. Mit einem Satz wie: »Schon der Volksmund sagt: Ordnung ist das halbe Leben!«, kann das Einverständnis eines Menschen vielleicht besser erreicht werden. Es muss aber darauf hingewiesen werden, dass es hier nicht darum geht »Sprüche zu klopfen« oder jemanden mit flotten Redewendungen abzuspeisen. Das Gesagte sollte die Ausdruckskraft haben, die geäußerten Emotionen wertschätzend hervorzuheben und gelten zu lassen. Darauf kommt es an.

Einige Beispiele Emotionaler Kommunikation finden Sie im nächsten Abschnitt. Die an den geäußerten Emotionen der Kranken orientierte Vorgehensweise muss gründlich eingeübt werden. Auf den ersten Blick erscheint die Vorgehensweise einfach. Aber nichts ist so schwer wie die einfachen Dinge. Wir beschreiten damit wohl auch einen Weg, den wir sonst nicht zu gehen gewohnt sind. Gefühlsäußerungen auf diese Weise direkt anzusprechen und der eigenen Intuition zu trauen braucht Mut. Es darf nicht sein, dass wir andere nur mit Worten und Floskeln abspeisen. Wird aber die wertschätzende Akzeptanz in unserer Haltung deutlich, dann kann es zu beglückender Verständigung kommen. Demenzkranke erleben Wertschätzung in ihrer Welt.

Für die Begleitenden gilt: Sie müssen eigentlich nichts verändern und nichts korrigieren, und damit verändert sich doch schon so viel.

Beispiele Emotionaler Kommunikation

Im Folgenden sind einige Situationsprotokolle wiedergegeben. Die Begebenheiten stammen aus dem Alltag im Altenheim und stellen den Versuch dar, eine Atmosphäre des Vertrauens zu schaffen, akzeptierend und wertschätzend mit den Äußerungen Demenzkranker umzugehen. Zuerst wird im Protokoll jeweils kurz die Situation beschrieben, dann gilt es im ersten Schritt (unter A) die wahrgenommenen Emotionen und Charaktereigenschaften festzuhalten. Im zweiten Schritt (unter B) wird versucht, wertschätzend und akzeptierend die Wahrnehmungen direkt zu benennen, sodass ein Mensch sich bestätigt und verstanden fühlt. Abschließend wird im dritten Schritt (unter C) eine Spruchweisheit oder allgemeine Redewendung gesucht, die noch einmal Bestätigung mit sich bringt.

Mit dem »ABC der Emotionalen Kommunikation« gelingt es in vielen Fällen, wenn auch nur für kurze Zeit, einen Türspalt zur Erlebenswelt der Kranken zu öffnen. Erscheint für Demenzkranke ein Mensch vertrauenswürdig, dann ist ein Begleiten möglich. Oft reagieren die Angesprochenen sehr angenehm auf diese Umgangsform. Sie fühlen sich in Ihren Äußerungen verstanden und in ihrer Würde geachtet.

Erstes Beispiel: »Ich muss gehen ...«

Eine Heimbewohnerin packt Besteck ins mitgebrachte Handtuch ein und nimmt es mit. Sie versichert sich, dass sie dabei nicht gesehen wird. »Ich muss jetzt nach Hause ... muss gehen ... schlechte Zeiten kommen.«

A: Sammelleidenschaft, Eifer, Pflicht, Treue, Vorsorge, Sparsamkeit, Zielstrebigkeit

B: »Sie sorgen vor.«
   »Sind ganz fleißig bei der Sache.«
   »Man muss seine sieben Sachen zusammenhalten.«
   »Sie wissen genau, was Sie tun.«
   »Sie müssen Ihre Pflicht erfüllen.«
   »Man darf auch nicht untätig sein.«
   »Sie sind eine sparsame Frau.«

C: »Eifrig sammelt das Eichhörnchen.«
   »Man muss was auf die hohe Kante legen.«
   »Wer nicht spart zur rechten Zeit ...«
   »Spare in der Zeit, dann hast Du in der Not.«

Es sollte vermieden werden, zu sagen: »Aber Frau ... das machen wir hier nicht so. Sie dürfen das Besteck hier nicht nehmen. Sie sind doch jetzt hier im Heim zu Hause. Es kommen doch keine schlechten Zeiten. Sie müssen sich keine Sorgen machen«, usw. Diese Argumente »ziehen« nicht.

Wichtig ist es, dem Gegenüber nicht nur die Erklärung »Ich kann Sie gut verstehen«, zu geben, sondern auch das Gefühl, verstanden zu sein. Es gilt, den anderen spüren zu lassen: »Da ist jemand an meiner Seite, der/die spricht genau das aus, wie ich mich fühle!«

Zweites Beispiel: »Ich darf den Zug nicht verpassen...«

Der Heimbewohner will mit dem Zug wegfahren, kommt die ganze Nacht nicht zur Ruhe aus Angst zu verschlafen. Er weckt immer wieder die Frau (sie ist nicht da!): »Ich darf doch meinen Zug nicht verpassen!«

A: Unruhe, Angst, Pflichtbewusstsein, Pünktlichkeit, Verlässlichkeit, Ungeduld

B: »Sie sind in großer Unruhe.«
»Man darf auch nicht zu spät kommen.«
»Es macht Ihnen Angst, etwas zu verpassen.«
»Sie sind gern pünktlich.«
»Ganz pflichtbewusst.«
»Auf Sie ist Verlass.«
»Sie können es nicht erwarten, bis es losgeht.«

C: »Pünktlichkeit ist eine Zier.«
»Auf der schwäbischen Eisebahne ...«
»Wer zu spät kommt, den bestraft das Leben.«

Es sollte vermieden werden zu sagen: »Aber Herr ... Sie können doch nicht mehr mit dem Zug wegfahren. Jetzt beruhigen Sie sich doch erst mal. Sie können Ihre Frau nicht wecken, die ist doch gar nicht da.«

Werden die geäußerten Emotionen benannt, ist die Möglichkeit groß, dass der Druck, die Unruhe weicht. Es kann leichter wahrgenommen werden: »Es ist jemand da, der mich versteht.« Der Appell »Jetzt beruhigen Sie sich doch«, ist eher geeignet, die Emotion noch weiter eskalieren zu lassen. Die Verwirrung nimmt zu.

Drittes Beispiel: »Ordnung im Kleiderschrank«

Die Heimbewohnerin räumt den Kleiderschrank aus. Kleider liegen auf dem Boden. Sie umwickelt Kleiderbügel mit Schnur, stellt Schuhe auf die frische Unterwäsche.

A: Ordnungssinn, Gründlichkeit, Fleiß, Genauigkeit, Pflichterfüllung, Zufriedenheit

B: »Sie sind ganz in ihrem Element.«
   »Gelernt ist gelernt.«
   »Fleißig, fleißig!«
   »Wie gründlich Sie Ordnung machen.«
   »Sie legen Wert auf Sauberkeit.«
   »Es darf auch nicht unordentlich sein.«
   »Ganz genau machen Sie das.«
   »Da sind Sie zufrieden.«

C: »Ordnung muss sein«
   »Ohne Fleiß kein Preis.«
   »Es darf nicht aussehen wie bei Hempels unterm Sofa.«

Es ist wichtig, Menschen in ihrem Tun gerade nicht zu korrigieren. Die Ordnung in Ihrem Schrank unterscheidet sich von unserem Ordnungsverständnis. Es ist entscheidend, die Haltung des Gewährenlassens einzunehmen. Wenn sich nicht gerade jemand selber gefährdet, dürfte das auch nicht schwer sein. Wie könnte man eine gestandene Hausfrau in ihrem Tun kritisieren wollen? Kleine Korrekturen sind nur äußerst behutsam möglich. Akzeptanz und Wertschätzung sind die Brücken zum Vertrauen. Das schwindende Selbstverständnis erfährt so eine Stärkung.

Viertes Beispiel: »Ich muss zu meiner Mama ...«

»Ich muss nach Hause zu meiner Mama. Ich will jetzt heim zu meiner Mama. Ich darf doch nicht zu spät kommen! Bringst du mich? Gehen wir los? Jetzt?«

A: Eile, Unruhe, Aufregung, Not, Sorge, Verzweiflung, Pünktlichkeit, Sehnsucht, Heimweh, Angst

B: »Sie haben große Eile.«
»Ihnen pressiert es.«
»Das macht Sie ganz unruhig.«
»Sie sitzen wie auf heißen Kohlen.«
»Ganz aufgeregt.«
»Sie sind in großer Not.«
»Sie machen sich große Sorgen.«
»Da kann man auch verzweifeln.«
»Man darf auch nicht unpünktlich sein.«
»Sie haben große Sehnsucht.«
»Sie haben Ihre Mama lieb.«
»Da wird einem ganz bang ums Herz.«
»Kommen Sie, wir gehen ein Stück.«
»Erzählen Sie von der Mama ...«

C: »Daheim ist daheim!«
»Zu Hause ist es am schönsten.«
»Nur wer die Sehnsucht kennt, weiß ...«

Sucht die Demenzkranke aufgeregt nach ihrer – längst verstorbenen – Mutter und antwortet der Betreuer auf ihre ständigen Fragen mit dem Hinweis: »Ihre Mutter ist doch schon längst gestorben«, oder »Überlegen Sie doch mal, wie alt Sie sind, Mutter müsste doch schon über 100 Jahre alt sein«, so wird die Kranke in der Regel auf die Bedrohung ihrer subjektiven Realität mit Aggressionen und Diskussionen (»Das ist doch gar nicht wahr!«), Verzweiflung (»Warum hat mir das keiner gesagt?«) oder auch mit Unsicherheit und Versagensgefühlen reagieren.
Eine andere Möglichkeit, auf das verwirrte Verhalten zu rea-

gieren, ist, die andere Welt des Kranken zu bestätigen, indem der Betreuer z. B. sagt: »Ihre Mutter kommt gleich. Lassen Sie uns schon mal den Kaffeetisch decken«. Diese Antwort brächte vermutlich eine momentane Zufriedenheit des Kranken mit sich. Auf längere Sicht aber unterstützt sie die Desorientiertheit des Dementen und führt zu noch größerer Frustration und Verwirrung, wenn der Kranke bei nächster Gelegenheit mit der Wahrheit konfrontiert wird.

Eine hilfreichere Art, mit dem verwirrten Verhalten umzugehen, ist, das hinter der Inhaltsaussage stehende Gefühl zu erspüren und zu benennen. Es sollte vermieden werden, zu sagen: »Sie müssen bestimmt nur aufs Klo. Sie können nicht mehr weglaufen. Ihre Mutter ist doch schon lange tot. Kommen Sie, wir trinken jetzt ganz gemütlich eine Tasse Kaffee und dann sehen wir weiter.«

Es sollte vermieden werden, zu vertrösten und abzulenken oder gedankenlos mit der Wahrheit umzuspringen. Menschen auf der Lichtung ihrer Erinnerung zu begleiten kann bedeuten, dass man es mit ganz starken Emotionen zu tun bekommt. Das Geltenlassen der Gefühle bewirkt eine Atmosphäre des Vertrauens. Zwar sollten aushorchende Fragen in den Hintergrund treten, aber Einladungen wie »Kommen Sie, wir gehen ein Stück. Erzählen Sie von der Mama ...« oder »Wie ging es denn zu bei der Mama« sind durchaus möglich und bringen manchmal Erstaunliches und Beruhigendes zu Tage. Es sollte vermieden werden, die Floskel »Ich kann Sie gut verstehen« häufig im Mund zu führen. Lassen Sie lieber Ihr Gegenüber direkt spüren, durch Ihr einfühlsames Begleiten, dass Sie die geäußerten Signale verstanden haben.

Fühlt die Kranke sich ernst genommen und wurde auf diese Weise eine Basis des Vertrauens und des Verständnisses geschaffen, so eröffnen sich häufig weitere Möglichkeiten, um die Situation zu entspannen und die Kranke zu beruhigen: ein Gespräch über die Mutter, Familienfotos ansehen, den Kranken in den Arm nehmen.

Häufig ergibt sich dann auch eine Gelegenheit des Umlenkens in die Gegenwart: Das Bedürfnis der Kranken ist vielleicht befriedigt worden; möglicherweise hat sie auch ihre ursprüngliche Absicht vergessen, oder es gelingt dem Betreuer, aus dem Gespräch über Vergangenes oder aus der Logik des Kranken heraus eine Überleitung in die Gegenwart zu finden. Oft entdeckt die Kranke auch in einem verständnis- und vertrauensvollen und nicht-korrigierenden Gespräch von selbst die – unsere – Wahrheit. Die liebevolle und einfühlende »Interpretation« verwirrten Verhaltens hilft auch den Angehörigen, die herausfordernde Situation besser zu verarbeiten.

> *»Seitdem ging es mit Mutters Altersverfall mal auf und mal ab. Ihren Wunsch, heimzukehren, äußerte sie mit eiserner Entschlossenheit, sie redete hartnäckig nur davon, dachte sich einleuchtende Gründe aus und zählte sie uns einzeln auf. Doch sobald irgendwann dieses heftige Verlangen plötzlich in ihrem Herzen erlosch, wurde sie brav und folgsam, als sei ein böser Geist von ihr gewichen.*
>
> Aus: Yasushi Inoue, »Meine Mutter«, S. 96

Der Beobachtungsbogen

Zur eigenen Übung und zur Ergebniskontrolle benutzen Sie die blanke Vorlage, den Beobachtungsbogen. Je öfter Sie Ihr Tun protokollieren und ihre Versuche aufschreiben, umso sicherer werden Sie in Ihrem Verhalten in Krisensituationen. Mit diesem Beobachtungsbogen lassen sich besser eigene Erfolgs- oder Misserfolgserlebnisse reflektieren oder an andere weitergeben. Andere können von gelungenen Situationen profitieren und einen einheitlichen Umgangsstil und gemeinsame Sprachregelung pflegen. Informationen sind wichtig, um besonders in der stationären Pflege, aber auch zu Hause ein einheitliches, den Kranken orientierendes Verhalten zu gewährleisten.

Ohne ein einheitliches Pflegeverständnis und ohne eine hilfreiche, praktikable Konzeption mit deutlichen Absprachen ist eine gute Begleitung Demenzkranker nicht möglich.

Emotionale Kommunikation

Beobachtungsbogen   Nr.:

Herr/Frau: ....

Beschreibung der Situation:

A: intuitiv wahrnehmen (Emotionen und Gewohnheiten)
B: direkt wertschätzend benennen
C: allgem. bestätigen und gelten lassen mit Altbekanntem (Sprichwort/Redensart)

Name: Datum:

76

Was passiert denn jetzt?

Eine Dame sitzt im Wohnbereich. Wenn die Mitarbeiterinnen der Pflege an ihr vorbeikommen ruft sie: »Hallo, hallo, was muss ich jetzt machen? Und was passiert denn jetzt? Hallo!«

Wenn die Mitarbeiterin sie anspricht und sagt: »Jetzt gibt es gleich Kaffee, sind Sie bitte ruhig, es ist nicht gut, wenn Sie hier herumschreien«, steht sie auf, ist empört und sagt: »Nein, das versteh ich nicht, das versteh ich alles nicht.«

A: Zuwendung, will Aufmerksamkeit erregen, will Beachtung, will Kontakt, Langeweile, will im Mittelpunkt stehen

B: »Sie brauchen unbedingt Zuwendung«
»Wollen Sie so auf sich aufmerksam machen?«
»Sie möchten beachtet werden.«
»Sie wollen auf die Toilette gehen.«
»Wieder mal langweilig?«
»Sie wollen wohl im Mittelpunkt stehen.«
»Wollen Sie mir meinen Feierabend in Gefahr bringen?«

C: »Ruhe ist die erste Bürgerpflicht.«
»In der Ruhe liegt die Kraft.«
»Gut Ding will Weile haben.«

Hand aufs Herz. Finden Sie, dass auf diese Weise wertschätzend mit den Gefühlen eines Menschen umgegangen wurde? Ist die Emotionale Kommunikation korrekt angewandt worden? Ist die Begegnung gelungen? Nein! Keinesfalls! Dies ist eine Beispielsammlung dafür, wie niemals geredet werden sollte. Die Wahrnehmungen unter A sind Vermutungen und Interpretationen. Es sind Unterstellungen, die keineswegs zutreffen müssen. Zudem verstellen diese Annahmen völlig den unvoreingenommenen Umgang mit einem Menschen.

Die wertschätzenden Sätze in diesem Beispiel entpuppen sich eher als beleidigte Zwischenbemerkungen, als persönliche Angriffe und ironische, unpassende Zurechtweisungen. Wertschätzung ist darin kaum zu spüren. So sollte unter keinen Umständen der Umgangsstil mit Demenzkranken aussehen. Die Wahrscheinlichkeit ist groß, dass wir mit solchen Sätzen einen Beitrag zur rascheren und zunehmenden Verwirrtheit eines Menschen leisten.

Die Redewendungen unter C sind formuliert als beschwichtigende Formeln. Aber jemand, der in größter Unruhe vor mir steht, empfindet einen Satz wie:»In der Ruhe liegt die Kraft«, der vielleicht auch noch mit einer Engelsstimme geflötet wird, als unerträgliche Provokation. Aggressivität ist dann eine natürliche und geradezu logische Folge. Es sind alles Antibeispiele für Wertschätzung und Akzeptanz. So sollten Menschen mit Demenz nicht angesprochen werden.

Viel angenehmer wirkt dagegen die an den Gefühlen und Gewohnheiten des Kranken orientierte Vorgehensweise in diesem Gesprächsprotokoll:

Das kann ich nicht annehmen

Frau Friedrich ist peinlich berührt und aufgeregt. Sie sitzt an der gemeinsamen Kaffeetafel und flüstert der Schwester zu: »Ach, Schwester, das kann ich gar nicht annehmen. Ich kann das doch alles nicht bezahlen! Ich habe doch gar kein Geld.«

Was könnten die dahinter liegenden Gefühle sein? Man könnte empfinden: Besorgnis, Peinlichkeit, Unruhe, Verpflichtung keine Schulden zu machen …

Die Schwester sagt:»Das macht Ihnen *Sorgen*, wenn Sie nicht bezahlen können. Das macht Ihnen alles Sorgen, nicht wahr?«

Frau Friedrich (leise):»Ja, ich habe doch kein Geld dabei. Niemand hat mir etwas gesagt. Ich kann es doch nicht zahlen. Ich kann doch nicht!«

Die Schwester:»Es ist Ihnen *peinlich*, wenn Sie Schulden machen müssen. Das wäre Ihnen nicht recht.»

Frau Friedrich erschrickt und stößt hervor:»Um Gottes willen! Keine Schulden! Wer soll das bezahlen?«

Die Schwester:»Das würde Sie ganz *unruhig* machen. Sie

könnten vor Kummer nicht schlafen angesichts der Schulden-berge.«

Frau Friedrich nickt zustimmend und beruhigt sich langsam.

Die Schwester:»*Man soll auch nichts schuldig bleiben im Leben.*«

Frau Friedrich ganz eifrig:»Ich habe immer was auf die Seite gelegt.«

Die Schwester:»Es ist beruhigend, wenn man immer einen *Notgroschen* hat, wenn man etwas auf der hohen Kante hat – etwas für alle Fälle.«

Frau Friedrich nickt zufrieden.

Vermeiden Sie folgende Aussagen:»Aber Sie brauchen doch hier nicht zu bezahlen«, oder»Das geht schon in Ordnung, beruhigen Sie sich nur. Das ist alles im Pflegesatz inbegriffen.« Solche Erklärungen sind wohl keine wirkliche Hilfe und bieten nur selten Orientierung.

Ich kann nicht mehr

Beim folgenden Beispiel sitzt mir eine Frau in großer Verzweiflung gegenüber. Tief gebeugt und in sich verkrümmt sitzt sie am Tisch. Sie zeigt schaukelnde Bewegungen, bedeckt das Gesicht mit den Händen und sagt weinend:»Ich kann gar nichts mehr. Früher war das anders. Ich kann einfach nicht mehr. Ich wäre lieber tot.«

Man kann empfinden: *Hilflosigkeit, Angst, Verzweiflung, Trauer.*

Es kommt darauf an, sich schon mit der äußeren Haltung dem betroffenen Menschen zu nähern. Ich übernehme die Körperhaltung und gleiche mich dem Klang der Stimme des anderen an, übernehme die wippende Körperbewegung und achte auf den Rhythmus des Atems.

»Ganz hilflos. Da kann man auch verzweifeln.«

Sie findet ein»Ja« und schaut mich genau an.

»Es geht alles nicht mehr so wie früher.«

Sie sagt:»Ja, ich mag nicht mehr!«

»Sie sind sehr traurig. Ganz verzweifelt. Das Leben hat Sie müde gemacht. Von Gott und der Welt verlassen.«

Sie schaut mich an und sagt leise:»Genau so komme ich mir vor.« Sie seufzt. »Es ist gut, dass Sie jetzt da sind.«

Nach einigen Augenblicken der Stille richtet sie sich im Stuhl auf und sieht neben sich andere Heimbewohner. Sie hat Lust, einen kleinen Spaziergang zu machen.

Es ist zerbrochen

Der alte Herr sitzt zusammengesunken auf seinem Stuhl und weint. Ich knie mich ihm zur Seite, übernehme seine Haltung, seinen Rhythmus und warte ab. Der alte Herr seufzt und weint.

Man kann empfinden: *Trauer, Kummer, Resignation, Angst, Ohnmacht.*

»Herr … heute haben Sie großen *Kummer*.« »… ganz *traurig*.«

Der alte Herr seufzt und beruhigt sich ein wenig.

»Es ist ihnen ganz schwer ums Herz.«

Der alte Herr nickt leicht und drückt mir die Hand. Nach kurzem Schweigen sagt er:»Das Glas ist gesprungen.«

Ich wiederhole in etwa, was der alte Herr für mich unverständlich gesagt hat: »Es ist kaputtgegangen, gesprungen …«

Der alte Herr bemerkt:»Und jetzt hat jeder Einblick! Reingucken kann jeder!« Er schluchzt jetzt erneut.

Ich antworte:»Das macht Ihnen *Angst*, dass alle es sehen.«

Der alte Herr stößt hervor und weint:»Jeder guckt rein! Ich kann alles nicht mehr.«

Ich gebe zurück:»Es ist für Sie ganz schwer, so viele Dinge nicht mehr zu können. Ganz schwer.«

Hier verändert sich die Stimmungslage des alten Herrn zum Positiven. Sein Gesicht hellt sich auf. Er scheint sich an gute Zeiten zu erinnern und lässt *Stolz, Pflichtbewusstsein, Disziplin, Ordnung* vermuten.

»Früher wäre mir so was nicht unter die Finger gekommen.«

Ich sage bestätigend:»Ja, früher wäre das nicht passiert.«

Der alte Herr: »O nein, ganz bestimmt nicht.«

Es entsteht eine längere Pause.

Der alte Herr bestimmt: »Im Büro war Ordnung.«

Ich bestätige mit fester Stimme: »Sie waren für *Ordnung* und *Disziplin* verantwortlich.«

Der alte Herr: »Ja, das stimmt wohl haargenau! So war das. Jawohl!«

Ich sage abschließend: »*Ordnung* ist das halbe Leben. So ist das doch, Herr …, oder?«

Der alte Herr lächelt und beruhigt sich.

Es entwickelt sich im Folgenden ein Gespräch über seine ehemalige Bürotätigkeit. Das Gefühl der Trauer hat sich verändert. Die Gefühle der Angst und Ohnmacht, dass »die anderen durch das gesprungene Glas« hineinschauen können, dass sie sehen, dass er »unnütz« und »zu nichts zu gebrauchen ist«, belastete den alten Herrn sehr. Ich begleitete ihn in diesem an den Gefühlen orientierten Gespräch zuerst durch seinen Schmerz, die Verluste zu spüren und sich nach früheren, besseren Zeiten zu sehnen. Im Verlauf des Gesprächs traten dann zunehmend die positiven Anteile dieser zunächst belastenden Szene in den Vordergrund.

Dem alten Herrn hilft es wenig, wenn er vertröstet wird, wenn versucht wird, seine tief empfundene Emotion zu schmälern. Er hat ein Recht auf seine verzweifelten Gefühle der Angst und Ohnmacht. Er erlebt diese Emotionen wohl ganz real und möchte, dass diese Gefühle angenommen und verstanden werden. Es ist nicht möglich, dem Verwirrten diese Gefühle abzunehmen und ihm fremde Hilfe »aus der jetzigen Gegenwart« anzubieten. Er schafft es nicht, in eine andere Realität einzutauchen. Es muss vermieden werden, mit Appellen zu operieren: »Sie brauchen doch nicht so traurig zu sein. Ich bin doch jetzt für Sie da. Ach, Herr …, das ist doch alles nicht so schlimm.« Werden seine Empfindungen jedoch bestätigt, wächst die Möglichkeit, dass er sich verstanden fühlt.

Effekte des emotionalen Umgangs

Wenn mich jemand erfasst, meine ganz persönlichen Gefühle wahrnimmt, weiß was mir wichtig ist, woran und wonach ich mein Leben ausgerichtet habe, demjenigen kann ich vertrauen und meine Angst abgeben. Ich kann sein, was ich bin. Es hilft mir, mein Selbstwertgefühl zu spüren, meine Würde, meinen Stolz im Leben und zu wissen, einmal »funktioniert« zu haben.

Wenn Gefühle nicht wahrgenommen, also weggeschoben oder geleugnet werden, haben sie allgemein die Tendenz, sich noch stärker zum Ausdruck zu bringen (Wut, Zorn, Ärger, Trauer ...). Wir kennen das aus unseren eigenen Umgangsformen.

Wenn jedoch Gefühle des Demenzkranken wahrgenommen und benannt werden, können diese fließen, sich abschwächen, belastende Gefühle können sich auflösen, angenehme Momente werden lebendiger. Es können sich andere Lebensthemen zu Wort melden.

Auf die Station im Pflegeheim kam ein Mann, der durch lautes Schreien auffiel. Unerträglich wirkte seine Schimpftirade gegen alles und jeden. »Alles Scheiße! ... Scheißdreck noch mal ...!« Wer an ihm vorbeikam, musste damit rechnen, öfters eine »gewischt« zu bekommen. Aggression pur! Eine Herausforderung für das ganze Pflegeteam und natürlich für die Angehörigen.

Der Zivildienstleistende nahm sich die Zeit, sich an seine Seite zu setzen. Er setzte sich nicht in Konfrontation zu ihm. Mahnend, beruhigend, korrigierend war sein Verhalten nicht gerade. Im Gegenteil: Intuitiv unterstützte er den alten Mann in seiner bewegenden Gefühlslage, in seinem Protest gegen die »Scheißwelt«. Er verlieh dem ungehörigen Ton auch noch seine Stimme. Er unterstrich damit die geäußerten Gefühle der Enttäuschung und der Verzweiflung. Nach kurzer Zeit beruhigte sich der alte Mann und wandte sich dem »Mitbruder« zu. Nur noch vereinzelt war sein Schreien zu hören.

Vielleicht darf angenommen werden, dass er es tat, weil sein lautstarker Protest gegen die Welt ja endlich angekommen war. »Es ist jemand neben mir, der spürt wie es mir geht! Jetzt muss ich meinen Frust nicht mehr so laut hinausschreien.« Manchmal kann es der Grund dafür sein, dass belastende Gefühle sich abschwächen und der Druck genommen wird.

Effekte des emotionalen Umgangs beim Dementen

- Sicherheit wird gegeben, eine ruhige Atmosphäre und ein Gefühl der Zugehörigkeit entstehen.
- Personale Identität wird gewahrt. Selbstwertgefühl wird gestärkt.
- Weniger Angst und Stress sind möglich. Ruhe kann einkehren.
- Kontakt- und Beziehungsaufnahme zu anderen kann entstehen.
- Häufigere Blickkontakte, wacheres Hiersein wird ermöglicht.
- »Gefühlsausbrüche« können besser aufgefangen werden.

Effekte des emotionalen Umgangs bei den Pflegenden

- Deutlichere Verhaltenssicherheit tritt vor allem in schwierigen Situationen ein.
- Weniger Berührungsängste in Krisensituationen sind vorhanden.
- Bessere Wahrnehmung und Einschätzung des Kranken ist möglich.
- Leichteres Umgehen mit dem »Anderssein« ist gewährleistet.
- Bezüge zur Lebensgeschichte sind leichter herstellbar.
- Intuitive Fähigkeiten werden gefördert.

Verändern können wir Menschen mit Demenz nicht mehr. Was aber immer noch geht, ist die Veränderung unserer Sicht- und

Vorgehensweise. Mit der Wahrnehmung von Fähigkeiten und Kenntnissen des Kranken, von alten Gewohnheiten und fest Eingeprägtem können eine einfühlsame Sichtweise und ein wertschätzender Verhaltensstil entstehen.

Grundregeln Emotionaler Kommunikation

- **Informieren Sie**
  sich gründlich über die Demenzkrankheit. Dieses Wissen gibt Ihnen Sicherheit und bewahrt Sie davor, Unmögliches von sich zu verlangen.

- **Akzeptieren Sie**
  die Gefühls- und Antriebsäußerungen des Demenzkranken. Sie sind Ausdruck seines Lebensgefühls und seines gelebten Lebens. Akzeptieren Sie den Menschen so wie er ist. Lassen Sie ihn seinen eigenen Willen behaupten und seine Gefühle ausdrücken. Missachten Sie seine Bedürfnisse nicht und klagen Sie ihn nicht für sein Verhalten an. Versuchen Sie nicht, den Betroffenen zu ändern bzw. ihn mit Argumenten zu überzeugen. Demenzkranke folgen einer anderen Logik als Nicht-Betroffene.

- **Benennen Sie**
  Ihre Wahrnehmungen der Emotionen und sichtbaren Gewohnheiten direkt. Verzichten Sie auf Vertröstungen, Ablenkungsmanöver und (Not)Lügen. Bieten Sie »Wortgeländer« an für die jeweilige Situation, an denen man entlanghangeln kann. Bieten Sie Nähe und Wertschätzung. Geben Sie die Möglichkeit, Selbstachtung zu erleben.

- **Benutzen Sie**
  kurze und einfache Sätze. Der Schwall vieler Worte wird nicht mehr verstanden. Bestätigen Sie das Tun eines Menschen, auch wenn es für Sie unverständlich wirkt. Spielen Sie

84

aber kein »Theater« vor, das für Sie selber nicht stimmen würde. Bleiben Sie in Ihrem Verhalten »echt«.

- **Unterstreichen Sie**
das Gesagte mit Ihrer Mimik und Gestik. Verwenden Sie Blicke, Gesten und Berührungen als Mittel des Kontaktes, besonders wenn die sprachliche Verständigung immer schwieriger wird. Sorgen Sie für den rechten Klang, denn bekanntlich macht der Ton die Musik.

- **Verzichten Sie**
möglichst auf Fragen (Warum? Weshalb?). Fragen setzen immer logisches Denkvermögen voraus. Im Zuge der Krankheit geht das aber verloren. Im Erzählenlassen tauchen oft die benötigten Informationen von selbst auf. Es ist ein Irrtum, zu meinen, nur durch Fragerei hinter die Geheimnisse zu kommen.

- **Verzichten Sie**
auf Deutungsversuche und Interpretationen. Warum der Demente so »ver-rückt« handelt, ist wahrscheinlich nicht erklärbar und auch nicht unbedingt wichtig. Wichtig ist das Benennen der dahinter liegenden Emotionen mit Wertschätzung und Akzeptanz. Lösen Sie Konflikte durch behutsame Ablenkung oder Zuwendung. Vermeiden Sie nutzlose Wortgefechte.

- **Versuchen Sie**
täglich jeweils ähnliche wertschätzende Sätze anzubieten (Absprache in der Familie und im Pflegeteam). Es steigt die Wahrscheinlichkeit, dass dann manches wiedererkannt wird. Aber bleiben Sie dabei wahrhaftig und spielen Sie kein Theater. Es könnte sein, dass ein Demenzkranker Sie in »hellen Momenten« als Lügner entlarvt.

- **Schaffen Sie**
eine sichere und fördernde Umgebung und bieten Sie die Möglichkeit an, vertrauten Beschäftigungen nachgehen zu können und das Leben so normal wie möglich zu gestalten.

Schließen Sie den Kranken nicht aus und schicken Sie ihn nicht weg. Setzen Sie ihn nicht herab und geben Sie ihm unter keinen Umständen das Gefühl, nutzlos zu sein.

- Nutzen Sie
  die Chance des Rituals (der immer wieder gleich ablaufenden Szenen, etwa bei der Begrüßung). Die Möglichkeit, dass Demenzkranke sich daran orientieren können, ist groß. Es kann dadurch sogar zur Wiedererkennung kommen.

> »Mutter hatte das meiste vergessen, aber hin und wieder antwortete sie:»O ja, das war ein netter Mensch, freundlich, jung, gut! Er hatte keine Kinder. Wie es ihm wohl jetzt geht?«
> Hin und wieder kam Leben in ihre Miene. Es war, als schösse durch ihren weitgehend schon zerstörten Kopf ein Lichtstrahl. Wir waren verblüfft. An einige Leute konnte sich Mutter tatsächlich erinnern. Man sah an ihrem Gesichtsausdruck, daß Name und Person völlig übereinstimmten. Konnte sie sich, trotz allem Bemühens, an jemanden, von dem wir sprachen, nicht erinnern, schüttelte sie schweigend den Kopf und sagte manchmal ein bißchen boshaft:»Na ja, eine so bedeutende Persönlichkeit wird das schon nicht sein.« Und damit meinte sie wohl, daß jemand, an den sie sich nicht erinnern könnte, ganz sicher nicht sehr bedeutend war.«
>
> Aus: Yasushi Inoue,»Meine Mutter«, S. 168

Ein Gespräch beginnen und eine Gesprächssituation gestalten

Einfache Regeln helfen weiter:
- Der demenziell erkrankte alte Mensch braucht mehr Zeit zum Verstehen als ein gesunder. Diese Zeit erhält er, wenn er zunächst mit seinem vollen Namen angesprochen wird (dem ausgeübten Beruf, bei Frauen vielleicht auch mit dem Geburtsnamen), wenn dann eine kleine Pause entsteht, bevor der Partner weiterredet.
- Den demenziell erkrankten alten Menschen immer von

vorne ansprechen, damit er gleichzeitig sieht, wer mit ihm spricht. Damit erhält er auch Zeit, um sich in der Situation zu orientieren. Ist es nicht auszumachen, woher eine Stimme kommt, führt das zu Verwirrungen.

- Blickkontakt aufnehmen. Dazu ist es notwendig, sich mit dem Gesicht auf seine Augenhöhe zu begeben. Es ist eine Binsenweisheit, dass man sich im Gespräch erst dann wohl fühlt, wenn man dem Partner in die Augen sehen kann. Auch Gesunde reagieren verunsichert, wenn der Gesprächspartner den Blicken ausweicht. Beim Kranken gilt die Regel: Verunsicherung löst Angst aus, und Angst macht verwirrt.
- Angst auslösendes Verhalten vermeiden, wie Schimpfen, Zurechtweisen, Ironie. Vielmehr: Sicherheit vermitteln, dass der verwirrte alte Mensch einem als Partner wichtig ist und er ernst genommen wird. Das heißt auch: Auf Signale der Angst sofort reagieren, weil man zuweilen ungewollt oder unterschwellig Angst auslöst.
- Das Gefühl von Sicherheit vermittelt vor allem der Tastsinn, denn das Sinnesorgan für das Fühlen ist die Haut. Will man den Dementen fühlen lassen, dass jemand mit ihm spricht, nimmt man z. B. seine Hand oder legt die eigene Hand auf seinen Arm.

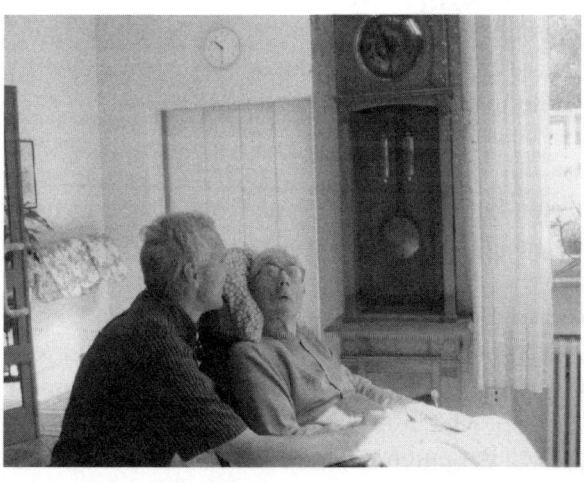

Mit der Beachtung einfacher Regeln eine Gesprächssituation erfolgreich gestalten

Hinweise zur wertschätzenden Begleitung

● Offen benennen und schonungsvoll mitteilen
Vielfach ist die Einstellung vorhanden, dem von einer Demenz Betroffenen bei beginnender Krankheit lieber nicht die Wahrheit über seinen Zustand zu sagen und wohlmeinend darüber hinwegzusehen. Dies schürt jedoch nur unnötig falsche Ängste (etwa »verrückt« zu werden) und verhindert, dass der Kranke sich auf sein Geschick vorbereitet. Oft ist eine klare Diagnose besser zu ertragen als jahrelange Unsicherheit.

»Man sollte die Wahrheit dem anderen wie einen Mantel hinhalten, dass er hineinschlüpfen kann, und nicht wie einen nassen Fetzen um die Ohren schlagen ...«
Max Frisch

● Eigenarten akzeptieren
Verzichten Sie darauf, Verwirrtheit unbedingt beseitigen zu wollen. Gestehen Sie dem Demenzkranken seine Art zu leben zu. Respektieren Sie seine gewohnten und geäußerten Ordnungsvorstellungen. Verstehen Sie störende Verhaltensweisen nicht als »Angriff«. Wenn der demenziell erkrankte Mensch einnässt oder mit Kot schmiert, tut er dies vermutlich nicht, um Sie zu ärgern. Er findet oder erreicht vielleicht einfach die Toilette nicht und kann sich nicht helfen.
Machen Sie Demenzkranke nicht pauschal für alle neuen Verhaltensweisen verantwortlich. Manchmal spielen auch ihre veränderten Lebensumstände eine Rolle. Daran zu denken ist wichtig, da man hier (anders als bei der Grundkrankheit) manchmal korrigierend eingreifen kann. Ersparen Sie dem Kranken eine direkte Konfrontation mit seinen Defiziten. Statt ihn bewusst zu korrigieren, ist es hilfreicher, die richtige Information (z. B. Tageszeit und Datum) wiederholt beiläufig ins Gespräch einfließen zu lassen. Ein solches Vorgehen kränkt den Patienten weniger.

- Unzeitgemäße Erinnerungen zulassen

Wesentliche Voraussetzung für einen verständnisvollen Umgang ist zunächst einmal, die Anachronismen und die unangemessenen Äußerungen des Kranken nicht als Flucht, Widerstand oder Bösartigkeit zu interpretieren, sondern als Ausdruck seines Bedürfnisses nach persönlicher Kontinuität und Selbstbestätigung. Innerhalb seiner subjektiven Realität verhält sich der Demenzkranke durchaus logisch und angemessen.

Das Unterbinden oder Umlenken inadäquater Verhaltensweisen des Kranken ist aus Gründen der Selbst- und Fremdgefährdung häufig notwendig. Eine Korrektur seiner Sichtweise und seines Selbstverständnisses sollte vom Kranken jedoch nicht verlangt werden, da der Rest seines angegriffenen Selbstwertgefühls damit verbunden ist. Gegenbeweise können von ihm verstandesmäßig nicht verarbeitet werden und kränken ihn. Der Kranke erlebt die Korrektur als einen Angriff auf sein Selbst- und Weltbild, die er nicht selten mit massiven Emotionen zu verteidigen sucht. Selbst gesunden Menschen fällt es schwer, Vorstellungen über das eigene Selbst und die Welt zu korrigieren. Noch stärker wird den Dementen mit seinen eingeschränkten Möglichkeiten, die Welt zu verstehen, die ständige Anforderung belasten, das unmittelbar subjektiv erlebte Selbstverständnis dem so genannten objektiven bzw. realen anzupassen.

Dies bedeutet nicht, dass auf die Vermittlung von Realitätsorientierung gänzlich verzichtet werden sollte. Kranke im ersten Stadium der Demenz wünschen und benötigen Rückorientierung in die »normale« Realität. Auch in späteren Stadien sind Orientierungshilfen und ein orientierender Umgang hilfreich, die dem Kranken möglichst behutsam und »beiläufig« die nötigen Informationen vermittelt. Auf die Vermittlung von Wissen und Informationen, die das Gefühl der Identität und personalen Kontinuität des Kranken verletzen – auch wenn sie noch so wahr sind –, sollte jedoch verzichtet werden. Gegenwartsbezogenes Wissen, das der Kranke nicht in sein Selbstbild integrieren kann, ist außerdem persönlich bedeutungslos. Das Selbstverständnis, das der Kranke noch nicht verloren hat, sollte so lange wie möglich erhalten werden, statt ein verbessertes Wissen über die gegenwärtige Situation einzuüben.

Zeit nehmen für gemeinsame Erinnerungen, das Pflegen vertrauter Familienrituale und das Anknüpfen an persönliche Neigungen und Gewohnheiten des Kranken können das Vergessen von noch erhaltenem biografischem und selbstbezogenem Wissen verhindern oder verzögern und das Identitäts- und Selbstwertgefühl des Kranken stabilisieren.

- Emotionale Kompetenz des Kranken beachten
Vergrößern Sie Ihre Achtung gegenüber dem Demenzkranken, indem Sie vermehrt seine emotionale Kompetenz wahrnehmen. Gerade weil seine verstandesmäßigen Bewertungsmöglichkeiten der Umwelt abnehmen, wird der Demenzkranke oft besonders empfindsam im Erspüren von Gefühlen, die ihm entgegengebracht werden oder die in der aktuellen Situation aufkommen. Verdeutlichen Sie sich, dass es sich um eine Fähigkeit (!) handelt, über die selbst viele Gesunde nicht verfügen. Indem Sie dem Kranken auf der gleichen emotionalen Wellenlänge antworten (etwa durch freundliche Blicke, Lächeln, beruhigendes Berühren), bleiben Sie auch dann mit ihm in Kontakt, wenn Worte bereits versagen. Berührungen können sehr viel sagen.

- Entwicklungsmöglichkeiten erkennen
Einem früher eher rein verstandesmäßig orientierten Menschen kann die Demenz sogar noch eine »Entwicklungsmöglichkeit« eröffnen, indem sie jetzt Filter abbaut, die ihm zuvor das Äußern von Gefühlen erschwert haben. So werden viele Demenzkranke sogar gefühlvoller. Zuneigung und Liebe zeigen sie gegenüber Angehörigen deutlicher und direkter als früher. Bei manchen Kranken sieht es zumindest so aus, als ob sie ihren »inneren Frieden« gefunden haben: Manche erscheinen ausgeglichener, zufriedener und sogar fröhlicher.

● Fassade aufrecht erhalten
Demenzkranke sind noch lange sensibel für soziale Umgangsformen, sittliche Werthaltungen und allgemeine Regeln des zwischenmenschlichen Umgangs, auch wenn die Spielregeln unserer Kultur sich langsam auflösen. Helfen Sie dem Kranken seine »Fassade« zu pflegen. Halten Sie sich vor Augen, dass die Demenz eine neue Beziehung zum Betreuten herstellt (z.B. indem Kinder für Vater oder Mutter Elternfunktion übernehmen). Dies ist besonders dann schwierig, wenn der Betreute in Teilbereichen noch lebenstüchtig ist oder er die bisherigen Rollen beibehalten will, etwa indem er weiterhin kontrollieren oder Vorschriften machen will, und dabei seine Möglichkeiten völlig überschätzt.

● Halt geben und achten
Verzichten Sie darauf, den Kranken durch unangebrachtes Verhalten zu verkindlichen, ihn »nachzuerziehen« oder gar zu »bestrafen«. Geben Sie ihm Halt, indem Sie die Beziehung zuverlässig gestalten, die Betreuungspersonen nicht dauernd wechseln und auf häufiges Vertrösten verzichten. Gehen Sie keine »Bündnisse« gegen den Kranken ein.

● Selbstwertgefühl erhalten
Erhalten Sie das Selbstwertgefühl des Kranken. Machen Sie aus einer ursprünglichen Respektsperson kein Kind. Die bisherige Familienrolle (z.B. als Vater oder Mutter) trug wesentlich zur Identität des Kranken bei. Das Festhalten am vertrauten Status hilft, die Identität zu wahren. Rauben Sie dem Kranken diese Möglichkeit nicht. Zeigen Sie ihm, dass er trotz seines Leidens liebenswert ist (z.B. indem Sie ihn umarmen, ihn freundlich begrüßen).
Demenzkranke stoßen ständig an Grenzen und Zurückweisungen. Diese Erfahrungen kränken und sind auf Grund der Erkrankung seelisch nur schwer zu verarbeiten. Sie helfen einem Kranken, wenn Sie an die Stelle eines nicht erfüllbaren Wunsches andere Vorschläge rücken, zwischen denen der Demente wählen kann. Manchem Kranken vermitteln Sie

damit bereits kleine Erlebnisse von Freiheit und helfen ihm so über das zunächst geäußerte »Nein« hinweg.

● Die Krankheit, nicht der Kranke kränkt
Demenzkranke wollen mit ihrem Verhalten nicht kränken. Kommt es dennoch dazu, dann ist dies in der Regel eine Folge der Krankheit und keine beabsichtigte Handlung. Vergegenwärtigen Sie sich auch, dass die geistige Leistungsfähigkeit der Kranken häufig schwankt. Ziehen Sie also aus »guten Tagen« nicht den Rückschluss, dass Ihnen der Kranke an »schlechten Tagen« etwas vorspielt.

● »Aggressivität« angemessen tolerieren
Gehen Sie davon aus, dass Gefühlsausbrüche wie Wut und Zorn in der Regel nicht persönlich an Sie adressiert sind. Die Äußerungen sind kein persönlicher Angriff auf Sie. Der Kranke kann mit seinen Emotionen eben nicht mehr gezielt umgehen. Beschwichtigungen machen das Problem nicht kleiner, sondern lassen die Situation eher eskalieren. Wenn wir geäußerte Wut herunterspielen und kleiner machen wollen, kommt es erst recht zur Explosion. Gehen Sie mit den geäußerten Gefühlen professionell um, d. h. akzeptieren Sie die hinter den Aggressionen liegenden Gefühle und tolerieren Sie sie wertschätzend und möglichst ohne Korrekturen. Wenn Korrekturen nötig sind, dann sollten Sie sie nur behutsam anbieten. Bestätigen Sie die geäußerten Emotionen. Zu sagen: »Sie sind wütend!«, oder »Du hast eine Wut im Bauch«, kann der Anfang einer Begegnung sein, an deren Ende die Bestätigung und Erleichterung der Kranken steht.

● Auf ständiges Mahnen und Erinnern verzichten
Ständiges Mahnen und Erinnern schaden oft mehr, als sie helfen. Sie führen dem Kranken sein häufiges Versagen vor Augen, erschüttern so sein Selbstwertgefühl und können ihn letztlich in einen Erregungszustand versetzen. Einfühlsamkeit und Beruhigung entlasten alle Beteiligten am ehesten. Achten Sie aber darauf, dass Sie dem Kranken nicht zu schnell die geäußerten Gefühle wegnehmen und ihn vertrös-

ten. Beruhigung erreichen Sie leichter, wenn Sie Gefühlsäußerungen bestätigen, zulassen und wertschätzend akzeptieren. Übertreiben Sie es nicht mit der Wahrheitsliebe. Bedenken Sie, dass der Kranke mit Ihrer Version von Wahrheit gefühlsmäßig oft nichts mehr anzufangen weiß.

Fotos aus »besseren Zeiten« erhalten den Respekt

Es fällt schwer, einen Kranken weiterhin liebevoll zu pflegen, wenn man von ihm laufend beschimpft oder geschlagen wird. Die Erinnerung an gemeinsame angenehme frühere Erlebnisse und Erfahrungen hilft allen Beteiligten, neue Kraft zu schöpfen. Daran denkt man eher, wenn im Zimmer des Kranken Fotos aus »besseren Tagen« hängen. Diese Maßnahme hat sich auch in Krankenhäusern und Pflegeheimen bewährt.

Die Pflege des alten Herrn im Heim gestaltete sich zunehmend als sehr schwierig. Sein dauerndes Schreien und aggressives Verhalten machte den Gang in sein Zimmer zu einer Nervenprobe. Der variantenreiche Umgang mit den Ausscheidungen stellte die Pflegenden immer wieder vor schwierige Situationen. Die Pflegekräfte ließen sich Fotos von früher geben. Betrat man das Zimmer, kam man jetzt zuerst an dem eleganten Herrn im Zweireiher vorbei. Das Foto vermittelte einen Eindruck von einem Menschen auf dem Zenit seines Schaffens und wie er ohne die Auswirkungen der Krankheit gewesen ist. Den Pflegekräften fiel es nun entscheidend leichter, dem veränderten alten Menschen zu begegnen. Ein Familienfoto unterstützt nicht zuletzt die soziale Orientierung. Es ist wichtig, dass der gesunde Partner versucht, Zugang zu der subjektiven Realität des Kranken zu finden und sich in seine Zeit- und Erlebnisebene einzufühlen.

Beim Umgang mit den Demenzkranken hilft es, sich all das bewusst zu machen, was wir über die Krankheit inzwischen wissen. So sind alle Maßnahmen, die ein intaktes Erinnerungs- oder Lernvermögen voraussetzen, völlig sinnlos und sollten vermieden werden. Dazu gehören Erklärungen, die der Kranke nicht erfassen kann, oder Versuche, ihm etwas beizubringen – womöglich gar unter der Drohung oder dem Einsatz von Strafen oder Belohnungen. Was bei den sich entwickelnden Gehirnen von Kindern manchmal gelingen mag, wird bei Dementen niemals funktionieren können. Ebenso sollte man vermeiden, sich auf Diskussionen oder Anschuldigungen einzulassen. Worauf die Kranken hingegen sehr positiv reagieren, ist jede Form von emotionaler Zuwendung. Schon das schlichte Streicheln der Hand oder ein freundlicher, liebevoller Tonfall kann enorm beruhigend wirken, wenn es zur rechten Zeit geschieht. Hier fällt wieder die Parallele zu kleinen Kindern auf, die sich durch starke Gefühlsregungen anderer leicht »anstecken« lassen. Ähnlich ergeht es den Demenzkranken. Daher gilt es auch, geduldig und freundlich zu bleiben – selbst wenn es mitunter schwer fällt. Auch reagieren die Kranken auf Lob, egal wie es geäußert wird, viel besser als auf Kritik.

Auch wenn es bei dem bekannten Verlauf der Erkrankung auf den ersten Blick wenig sinnvoll erscheint, brauchen die Demenzkranken unbedingt geistige Anregung. Die muss allerdings dem Stand ihrer Fähigkeiten angepasst sein. Die Sinnesreize dürfen keinesfalls überfordern. Das hätte auch verheerende Auswirkungen auf ihre ohnehin sehr labile Stimmungslage. Der richtige Grad an mentaler Aktivität hingegen kann ebenfalls helfen, die Restfertigkeiten so lange wie möglich zu bewahren. Übrigens soll ein hohes Maß an geistiger Aktivität bis ins hohe Alter bei Gesunden sogar einen gewissen Schutz, wenn auch keine Garantie, vor einer Demenz bieten, ergaben Forschungen. Wie sagt es schon der Volksmund: »Wer rastet, der rostet.«

Um keine unnötig hohen Anforderungen an die Lern- und Anpassungsfähigkeit der Kranken und ihr gestörtes Erinnerungsvermögen zu stellen, sollten Veränderungen der gewohnten Umgebung vermieden werden. Auch ein gleich bleibender Rhythmus im alltäglichen Leben erleichtert den Kranken die Orientierung. Zudem werden dann manche Handlungen für eine gewisse Zeit »automatisiert«, selbst wenn die bewusste Erinnerung nicht mehr gelingt.

Stimulans zur Aktivierung

Tipps und Regeln zum Umgang mit Demenzkranken

- Entlasten Sie Situationen von zu vielen Reizen: kurze Sätze, klare Mitteilungen (eine Information pro Satz!), schrittweise angebotene Informationen. Vermeiden Sie Überforderungen.

- Vermitteln Sie den Kranken Sicherheit durch geduldiges, verstehendes Zuhören und akzeptierendes, wertschätzendes Begleiten (siehe ABC der Emotionalen Kommunikation).

- Seien Sie mit dem Kranken geduldig und geben Sie ihm Zeit (Minuten, nicht Sekunden) für eine Reaktion oder Entgegnung. Das Denken ist verlangsamt.

- Vermeiden Sie alles, was den Kranken in Stresssituationen bringt, also machen Sie keine »Quizabfragen«, verlangen Sie keine Denk- oder Geschicklichkeitsleistungen, überfordern Sie nicht. Das logische Denken ist gestört.

- Loben bringt mehr als kritisieren. Das kann man auch bei richtigem Reagieren des Kranken durch Worte, Berühren oder Lächeln ausdrücken.

- Erkennen Sie »Leistungen« des Kranken an, loben Sie ihn (z.B. beim Umräumen, Kotschmieren usw.) Vermeiden Sie Bloßstellungen!

- Geben Sie dem Kranken echte, freundliche Zuwendung: Suchen Sie Augenkontakt (Mimik, Gestik, Stimme und Inhalt der Information müssen mit dem Gesagten übereinstimmen) und bestätigen Sie das Gesagte durch Körpersprache.

- Überhören Sie Anschuldigungen und Vorwürfe und nehmen Sie diese nicht persönlich. Die Vorwürfe sind Konsequenz der Erkrankung.

- Erzwingen Sie nichts gegen den Willen des Kranken – warten Sie ab und starten Sie gegebenenfalls einen neuen Versuch (übernehmen Sie unter Umständen selber die »Sündenbock«-Rolle). Es kann hilfreich sein, auch einmal die Schuld auf sich zu nehmen (»Ich bin halt schon ein wenig schusslig.«)

Der Kranke erlebt unter Umständen dadurch direkt eigene Kompetenz und Würde.

- Wiederholen Sie wichtige Informationen bei Bedarf, notfalls mehrmals. Wenn andere Personen beteiligt sind, fungieren Sie als »Dolmetscher«.
- Konkrete Angaben wie Zeit, Datum, Ort und Namen bieten Erinnerungshilfen. Man kann sie beiläufig nennen, ohne Trainingszwang.
- Der Kranke braucht geistige Anregungen, die ihn nicht überfordern, und ganz besonders braucht er geduldige, wertschätzende Gesprächspartner.
- Einfache Regeln und feste Gewohnheiten (Rituale) sind für alle älteren Menschen sehr hilfreich, ganz besonders jedoch für Demenzkranke.
- Schaffen Sie Situationen, die das Altgedächtnis stimulieren und einstmals Erlerntes in Erinnerung bringen (Erinnerungspflege).
- Vermeiden Sie Aufforderungen zu rationalen Handlungen, leben Sie stattdessen vor, machen Sie vor, stimulieren Sie, schaffen Sie ein gutes Milieu.

Zusammenfassung

Emotionale Kommunikation ist:

- das Erleben des demenziell Erkrankten respektieren, akzeptieren und sich in dessen Erlebenswelt einfühlen, d.h. »in den Schuhen des anderen gehen«. Der demente Mensch wird so akzeptiert, wie er ist.
- die Emotionen achten und zulassen. Es wird nicht versucht, den Kranken zu verändern, sondern er wird da belassen, wo er steht. Die Betreuenden helfen ihm, seine Ziele wenigstens gefühlsmäßig zu erreichen.
- was einen Menschen im Innern antreibt, ernst zu nehmen. Der Rückzug in bestimmte Erinnerungsnischen wird akzeptiert. Der Andere wird nicht aus seiner »Lichtung im Nebel« herausgeholt, sondern einfühlsam dort begleitet.

- die Äußerungen und Handlungen wertschätzend benennen. Die Würde und das Selbstwertgefühl des alten Menschen werden gestärkt. Er erfährt Bestätigung durch die Pflegenden und die Allgemeinheit.
- In der Emotionalen Kommunikation wird das Verhalten des Menschen nicht gedeutet und interpretiert. Darin unterscheidet sich Emotionale Kommunikation wesentlich von der Validation nach Feil. Auf Fragetechnik wird gänzlich verzichtet. Der Umgang mit Demenzkranken ist sogar ohne genaue Kenntnis der Lebensgeschichte und des Krankheitsstadiums möglich. Die Pflegenden setzen immer im Hier und Jetzt an, bei dem, was jetzt gerade bei dem dementen Menschen wahrgenommen werden kann. Sie trauen ihrer Intuition. Sie nehmen Emotionen und antreibende Gewohnheiten wahr und gehen zulassend und wertschätzend damit um. Es ist jedoch grundsätzlich sehr hilfreich, möglichst viele Details aus dem Leben eines erkrankten Menschen zu kennen.

Damit fallen solche Verhaltensweisen fort, die den Menschen mit Demenz verkindlichen und an ihm herumerziehen:

- das Korrigieren (»Ihre Mutter ist doch schon lange tot«),
- das Ablenken (»Nun gehen wir erst mal Kaffee trinken«),
- das Herunterspielen von Gefühlen (»Na, wer wird denn bei so schönem Wetter traurig sein«),
- das Tadeln (»Das ist aber gar nicht schön, dass Sie so böse sind«),
- das Nachbohren (»Nun denken Sie doch mal nach – wie war das noch genau?«).

Emotionale Kommunikation ist eine von den Prinzipien der Einfühlung und Wertschätzung bestimmte Form des Eingehens und Reagierens auf die Verhaltensweisen und Äußerungen demenziell erkrankter Menschen. Im Gegensatz zu Interventionsansätzen, die Verhalten verändern, Ressourcen erhalten und Fertigkeiten fördern und verbessern wollen, versteht sich die Emotionale Kommunikation eher als eine Grundhaltung, die den alltäglichen Umgang mit dementen Menschen bestimmen

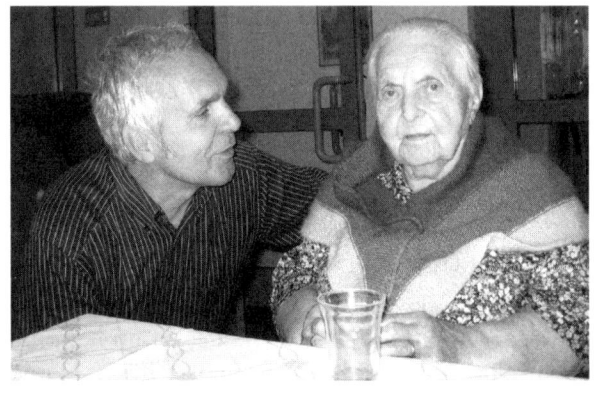

Kontakt
aufnehmen
und
Interesse
wecken

kann und gerade in belastenden Situationen Spannung redu-
ziert und Beziehung ermöglicht. Emotionale Kommunikation
mit Demenzkranken kann dazu beitragen, die Atmosphäre zu
entspannen, die Grundbedürfnisse des verwirrten alten Menschen nach Sicherheit, Geborgenheit und Wertschätzung zu befriedigen und damit einen weiteren Rückzug zu verhindern.

Ich bin

Ich bin
Wer ich auch bin
Ich bin jemand
Weil jemand mein Fühlen kennt
Wo ich auch bin

Ich bin jemand
Weil jemand mir zur Seite ist
Was ich auch bin

Ich bin jemand
Weil jemand ausspricht, was mich ausmacht
Weil jemand mein Leben wertschätzt
Ich bin
Wer ich auch bin
Ich bin jemand

Martin Weidenfelder

Was brauchen Menschen mit Demenz?
(nach Tom Kitwood)

- Zuwendung
Zuwendung mit Wärme ermöglicht es, intakt zu bleiben, wenn die Identität langsam erlischt. Es ist wichtig für Personen, denen der rote Lebensfaden schwindet, dass ihnen jemand wertschätzend begegnet.

- Bindung
Menschen mit Demenz finden sich ständig in Situationen wieder, die sie als »seltsam« wahrnehmen (verwunschener Märchenwald). Das Bedürfnis nach Sicherheit wird sehr stark angeregt. Kommt es krankheitsbedingt zu einem Verlust an Bindungen, wird das Gefühl von Sicherheit untergraben. Es ist wichtig, dass es gleichbleibende Bezugspersonen gibt oder wenigstens eine Umgangsweise, die wiedererkennbar ist.

- Einbeziehung
Teil einer Gruppe zu sein, war in der Frühzeit der Menschheit entscheidend für das Überleben, und in manchen Kulturen stellt der Ausschluss aus einer Gemeinschaft eine schwere Strafe dar. Das Bedürfnis nach Einbeziehung tritt bei Demenzkranken sehr prägnant zu Tage. Wird das Bedürfnis nicht befriedigt, so wird der Kranke wahrscheinlich abbauen und sich zurückziehen, bis sein Leben nahezu in der Isolation stattfindet.
Es ist wichtig, Erlebnisse zu schaffen, die das Gefühl der Zugehörigkeit ermöglichen. Manchmal wird die Erfahrung gemacht, dass die Kranken sich scheinbar auf eine frühe Stufe der Menschheitsentwicklung zurückziehen: Sie werden zu Sammlern und Jägern und fühlen sich in der Horde und Großfamilie wohl. Sollten sich diese Erfahrungen bestätigen, hätte das weitreichende Folgen, etwa für die Gestaltung von Schlafräumen für Demenzkranke. Andere in der Nacht zu

hören, beispielsweise ihr Atmen, und sie in der Nähe zu wissen, kann sehr beruhigend sein und Schlafstörungen mindern.

● Beschäftigung

Beschäftigt zu sein bedeutet, auf eine persönlich bedeutsame Weise und entsprechend den Fähigkeiten und Kräften der Person in den Lebensprozess einbezogen zu sein und eine gewisse Kompetenz zu haben. Das Gegenteil ist ein Zustand der Langeweile, Apathie und Nichtigkeit. Es ist wichtig, Demenzkranken ihr Tun zu ermöglichen. Dabei geht es nicht um Beschäftigung um der Beschäftigung willen, sondern um das Bleiben am eigenen Thema.

● Identität

Eine Identität zu haben bedeutet, zu wissen, wer man ist, im Erkennen und im Fühlen. Es bedeutet, ein Gefühl der Kontinuität mit der Vergangenheit und demnach eine Geschichte zu haben. Es ist wichtig, detailliert über die Person Bescheid zu wissen. Selbst wenn ein Mensch nicht mehr in der Lage ist, an seiner Identität erzählend festzuhalten, so können das andere immer noch für ihn tun. Einfühlsam kann auf die Person in ihrer Einzigartigkeit als Du reagiert werden.

Die subjektive Welt der Demenz

Wie könnte die subjektive Welt der Demenz aussehen? Mit dichterischer Fantasie kann man sich folgendes Szenario vorstellen, das die Erfahrungen einer Frau in den Achtzigern mit schweren kognitiven Beeinträchtigungen widerspiegelt, die sich nun in Heimpflege befindet (nach Tom Kitwood).

Du bist in einem Garten, zu Beginn eines Sommertages. Die Luft ist lau und warm, mit süßem Blumenduft, und ein leichter Nebel schwebt umher. Du kannst nicht von allem die Umrisse erkennen, aber du nimmst einige herrliche Farben wahr: blau, orange, rosa und lila. Du weißt nicht, wo du bist, aber das macht nichts. Irgendwie fühlst du dich »zu Hause«, und das ist ein Gefühl von Harmonie und Frieden.

Beim Umhergehen nimmst du andere Menschen wahr. Einige von ihnen scheinen dich zu kennen. Es ist eine Freude, herzlich und mit Namen gegrüßt zu werden. Bei einem oder zwei von ihnen bist du dir sicher, sie gut zu kennen. Und dann ist da diese besondere Person. Sie scheint so warm, so freundlich, so verständnisvoll. Sie muss deine Mutter sein; wie schön ist es, wieder mit ihr zusammen zu sein. Das Licht des Lebens brennt nun hell und fröhlich in dir. Es ist nicht immer so gewesen. Irgendwo tief drinnen gibt es blasse Erinnerungen an erdrückende Einsamkeit und eiskalte Furcht. Du weißt nicht mehr, wann das war, vielleicht in einem anderen Leben. Jetzt gibt es Gesellschaft, wann immer du willst, und Ruhe, wenn dir das lieber ist. An diesen Ort mit diesen wunderbaren Menschen gehörst du hin; sie sind wie eine Art Familie.

Die Arbeit, die du hier leistest, ist die beste, die du je hattest. Die Arbeitszeiten sind flexibel, und die Arbeit macht Spaß. Mit Menschen zusammen zu sein hat dir immer Freude bereitet. Du kannst die Arbeit genau in deinem Tempo, ohne irgendwelche Eile und ohne jeden Druck, erledigen, und du kannst dich ausruhen, wann immer es nötig ist. Da ist zum Beispiel dieser freundliche Mann, der oft nach dir schaut – durch ein seltsames Zusammentreffen trägt er denselben Namen wie dein Mann. Er scheint dich zu brauchen und gerne mit dir zusammen zu sein. Deinerseits bist du glücklich, Zeit für das Zusammensein mit ihm aufzubringen; seine Gegenwart ist dir auf seltsame Weise angenehm.

Als du an deinem Spiegel vorübergehst, erhaschst du einen Blick auf eine Person, die recht alt aussieht. Ist das deine Großmutter oder die Person, die nebenan wohnt? Egal, es ist schön, auch sie zu sehen. Dann beginnst du dich müde zu fühlen, nimmst einen Stuhl und setzt dich hin. Bald verspürst du eine Kälte ums Herz, ein Gefühl des Sinkens im Magen – wieder kommt die tödliche Angst über dich. Schon möchtest du rufen, aber dann siehst du diese freundliche Mutterperson, die schon neben dir sitzt. Ihre Hand ist dir hingestreckt, wartet darauf, dass du sie ergreifst. Während ihr miteinander sprecht, verflüchtigt sich die Angst wie Morgennebel, und du bist wieder in dem Garten, entspannst in der goldenen Wärme der Sonne. Du weißt, dass es nicht der Himmel ist, aber manchmal fühlt es sich an, als könne es ein Stück davon sein.

Zugänge zu verwirrten alten Menschen

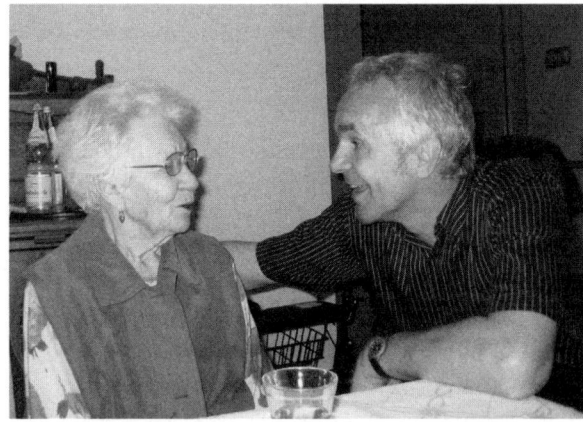

Im Gespräch

»Tagsüber sprach sie wie früher immerzu davon, dass sie so gern in ihr Heimathaus zurück wollte, doch dabei saß sie still auf den Tatami-Matten im Wohnzimmer und ging nur selten auf den Flur. Auch daran merkte ich, wie sehr ihre Körperkräfte nachließen, fühlte gleichzeitig aber auch, dass der Prozess der Vergreisung sich verlangsamte. Gelegentlich erschien in ihrem Gesicht ein zorniger Ausdruck und sie redete erbost, doch zumeist geschah dies wohl, wenn sie sich in ihrer Selbstachtung verletzt fühlte. Doch da niemand wusste, wie ihre Selbstachtung beschaffen war, war es für uns schwierig, uns richtig zu verhalten. Mochten wir auch alles sehr deutlich und freundlich erklären, meistens verstand sie es nicht. Aber ich begriff, dass das stolze Mädchen, welches in ungezügelter Freiheit bei ihrem Großvater aufgewachsen war, jetzt in ihr lebendig war. Sagte jemand zu ihr: »Ach, wie kann jemand nur so eigensinnig sein!«, *wandte sie, die Hände auf die Knie gelegt, ihr Gesicht mit verächtlicher Miene schroff zur Seite. In diesen Augenblicken sah sie wie meine fünfjährige Enkelin aus.«*

Aus: Yasushi Inoue, »Meine Mutter«, S. 154

Mag das, was der demenzkranke Mensch mitteilt, uns auch noch so unsinnig vorkommen, es hat einen Sinn, ja es ist sogar im höchsten Grade sinnvoll. Dieser Sinn lässt sich natürlich nicht allein aus dem Wortsinn der Äußerungen erschließen.

Symbole verstehen

Der Sinn der Äußerungen liegt hinter den Vokabeln. Die Sprache demenzkranker Menschen ist eine Symbol- oder Signalsprache. Sie weist auf das hin, was im Inneren des Menschen vor sich geht und hat emotionalen Informationswert. Sie erzählt von seelischen Befindlichkeiten, die es wahrzunehmen gilt.

Die alte Geschichte erkennen

Demente alte Menschen vergessen schnell, was eben gesagt worden ist. Alles ist wie Schall und Rauch. Sie haben auch vergessen, was gestern war. Im Altgedächtnis aber ist gespeichert, wie es früher war, also ihre Kindheits- und Jugenderlebnisse.

Wer demente alte Menschen verstehen will, muss daher nach den Inhalten des Altgedächtnisses fragen. Die heute sehr alten Menschen sind zur Welt gekommen, als noch ein Kaiser in Deutschland regierte. Sie haben die Zeit der Weimarer Republik erlebt, das Dritte Reich, die Kriegs- und Nachkriegszeit. Was ist damals geschehen? Welche Spiele wurden gespielt? Welche Schlager gesungen? Welche Tänze getanzt? Welche kollektiven Tiefs gab es? Wie sah das Arbeits- und Freizeitleben aus?

In religiöser Hinsicht ist zu fragen: Welche Frömmigkeit gab es? Wie gestaltete sich religiöse Erziehung in Elternhaus, Schule und Kirche? Welche religiösen Texte, Lieder, Gebete,

Gedichte und Kunstformen standen im Vordergrund? Welche Normen und Werte herrschten vor? Weiterhin ist die Frage nach der ganz persönlichen Geschichte eines Menschen zu beachten: Wo kommt dieser Mensch her? Was hat er erlebt? Speziell in religiöser Hinsicht ist zu fragen: Gibt es Lieblingslieder, Lieblingsgedichte, Lieblingsgebete? Wurde ihm Gott eher als ein barmherziger oder als ein richtender Gott nahe gebracht? Wie war der Konfirmationsspruch, der Trauspruch?

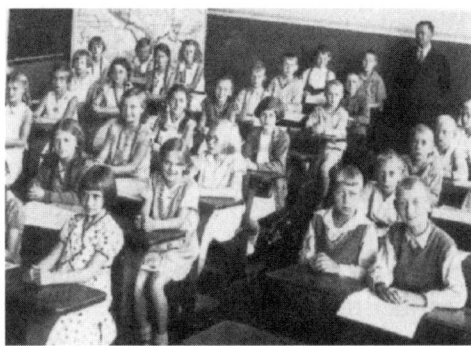

Zeitschiene

Spätes Erwachsenenalter

Frühes Erwachsenenalter

Jugend

Kindheit

1914–1918 1. Weltkrieg Kaiserzeit, Wilhelminische Zeit, Monarchie (Kaiser Wilhelm II.)	1918–1933 Weimarer Zeit, Republik (Reichspräsident Ebert, Hindenburg) 1923 Inflation 1929 Weltwährungskrise	1933–1945 Nationalsozialismus, Drittes Reich 1939 2. Weltkrieg 1945 Zusammenbruch, Ende des Krieges	1945–1955 Nachkriegszeit, Demokratie, Wiederaufbau, DDR-Geschichte, Wirtschaftswunder 1955–2002 Die letzten Jahre, Leben im Alter

Anhand einer solchen Zeitschiene kann die Biografie eines Menschen mit den Lebensstationen »lokalisiert« oder geradezu spielerisch »nachgegangen« werden.

Auf die Inhalte des Altgedächtnisses ist der weit rückwärtsbezogene demente alte Mensch grundsätzlich lange ansprechbar. Aus diesen Erlebnissen reproduziert er. In diesen Erlebnissen lebt er. Sein Hier und Jetzt ist weitgehend identisch mit seinem Dort und Damals. Es gibt nichts, das einfach ersponnen, erfunden ist. Hinter den Äußerungen stehen Erlebnisse, die tief in Geschichte und Biografie wurzeln.

Die helfende Frage

Erlebnisse aus der Frühzeit der Biografie tauchen von ganz allein auf. Oftmals aber hat der demente alte Mensch nur eine nebulöse Ahnung und ist auf der Suche nach Details.

Es ist unsere Aufgabe, diesen Suchprozess zu unterstützen und verschlossene Türen zu öffnen. Ein Mittel in diesem Such- und Findungsprozess ist die behutsame Frage. Nicht die aushorchende diagnostische Frage, vielmehr die helfende Frage, die zum Erzählen ermutigt. Je nach Situation mag man etwa sagen: Wie war das damals bei Ihnen zu Hause? Wie war das damals in der Schule? Wie war das damals auf dem Bauernhof, damals in Stellung? Wie war das bei der Konfirmation? Durch solche Fragen werden umherirrende Gedanken auf einen Punkt gebracht und man sollte sie gegen das Vergessen wiederholen. Wichtig ist, dass die Form einfach ist und dass historische Begrifflichkeiten verwendet werden, also nicht Landwirt, sondern Bauer, nicht Organist, sondern Kantor, nicht landwirtschaftliche Angestellte, sondern Knechte und Mägde usw. Wichtig ist schließlich, dass die Fragen offen sind für Erzählungen. Erzählungen sind konkret, anschaulich, ereignishaft, sie kommen weitgehend ohne abstraktes, hypothetisches Denken aus. Der demente Mensch kann nicht mehr antworten auf Fragen wie: warum, mit welchem Ziel, mit welchen Folgen? Denn das setzt die Fähigkeit des Argumentierens, des Reflektierens, des Abstrahierens voraus. Er kann aber lange Zeit noch erzählen, wenn auch oft nur sprunghaft und punktuell, in kurzen Sätzen. Dreiwortsätze, Zweiwortsätze, Einwortsätze. Ein solches Erzählen macht aber Vergangenheit wieder lebendig und erschließt erneut ein Stück Identität.

Die Kraft des Bildes

Auf die Frage nach ihren Geschwistern antwortete eine altersverwirrte Frau:»Habe keine«, obwohl aus ihrer Biografie bekannt war, dass sie sehr wohl Geschwister hatte. Als ihr aber Bilder der Geschwister vorgelegt wurden, erkannte sie sie sofort, nannte sie mit Namen, ordnete sie in die Altersreihenfolge ein und machte unterschiedliche Sympathiezuschreibungen.

Bilder wecken Erinnerungen, die in der rein verbalen Kommunikation gar nicht oder nur schwer wiederbelebt werden können. Fotos aus dem Familienalbum oder historische Aufnahmen vom Ort der Kindheit und Jugend sind lange Zeit hervorragende Mittel der Kommunikation. Das gilt auch für religiöse Abbildungen der damaligen Zeit.

Gegenstände machen sprachfähig

In der Entwicklungspsychologie heißt es im Blick auf eine frühe Entwicklungsphase:»Begreifen geschieht durch Greifen.« Diese handfeste Form des Begreifens wird auch bei dementen alten Menschen, deren Funktionsfähigkeiten rückläufig sind, wieder dominant. Von daher sind auch Gegenstände, die man anfassen, betasten, festhalten kann, wertvolle Mittel der Kommunikation.

Hier ist nahezu alles geeignet, was Bezug zu den frühen Abschnitten der Biografie hat: vielleicht eine alte Vase, die bereits im Elternhaus stand, das Essbesteck aus der Aussteuer, ein altes Werkzeug, das bereits in der Lehrzeit benutzt wurde, die alte Familienbibel, das Gesangbuch oder Ähnliches.

Musik und Berührung – die Königswege in der Begleitung Demenzkranker

Es scheint so zu sein, dass Musik und musikalische Erlebnisse in ganz tiefen Schichten der Erinnerung eincodiert sind. Musik kann scheinbar verborgene »Saiten zum Klingen« bringen.

Beim Erzählcafe saß die alte Dame teilnahmslos mit versteinertem Gesicht in der Runde. Nichts interessierte sie wirklich. Den Erzählungen konnte sie nicht folgen. Im Rollstuhl sitzend, neigte sie sich immer mehr krumm nach vorne. Als das alte Grammophon angeworfen wurde und »Heimat, deine Sterne …« erklang, richtete sie sich zunehmend im Rollstuhl auf und fing an, die Lippen zu bewegen. Es kam ein Glanz in ihre Augen. Die Finger schwangen im Takt. Die Gesichtszüge entspannten sich deutlich.

Der Herr neben ihr war schon lange nicht mehr in der Lage, seine Sätze in einer guten Ordnung zu vollenden. Manchmal lieferte er nur noch dahingeworfene Silben, die aber keiner verstehen konnte. »Er ist Alzheimer-krank«, sagte die Begleitperson, als ob damit schon alles erklärt wäre. In der Gruppe stimmte jemand ein Paul-Gerhardt-Lied an (Paul Gerhardt ist einer der größten Liederdichter und im kirchlichen Gesangbuch sehr häufig als Komponist zu finden). Die Veränderung war erstaunlich. Schon nach den ersten Tönen war der alte Herr ganz angeregt bei der Sache. Plötzlich war er in der Lage, alle Strophen (und die Lieder von Paul Gerhardt haben davon sehr viele) mitzusingen. Er hatte es inwendig und konnte es auswendig. Hatte ihm sonst die Krankheit das Sprechen langsam abgewöhnt, so weckte die Musik schlummernde Fähigkeiten.

Musik kann zu einer Orientierungshilfe werden. Durch das Singen eines Morgen- oder Abendliedes kann eine zeitliche Orientierung im Tagesablauf hergestellt werden. Das Singen eines Advents-, Weihnachts- oder Osterliedes vermag eine zeitliche Orientierung im Ablauf des Kirchenjahres zu vermitteln. Auch eine situative Orientierung kann Musik erreichen. Wo die Liturgie gesungen wird, wird Gottesdienst gefeiert. Selbst personale Orientierung lässt sich bis zu einem gewissen Grad durch Musik herstellen: Wer einen Choral mitsingt, wird ein Mensch sein, mit dem ich eine Gemeinschaft im Glauben habe.

Musik kann Erinnerungen auslösen und die Suche nach gespeicherten Informationen unterstützen. Dabei kommt es oftmals nicht nur zu einer punktuellen Erinnerung an ein vertrautes Lied: Das kenne ich! Das Lied löst Assoziationen aus, stellt Kontinuität zu Kindheit und Jugend her, Bilder aus der Vergangenheit steigen auf, Kontexte hellen sich auf, kleine Erlebnisberichte werden erzählt: Weißt du, wie viel Sternlein stehen? »Das hat meine Mutter abends oft gesungen!« Lobe den Herren, den mächtigen König der Ehren. »Das haben wir in der Schule gelernt!« In der Schulzeit der jetzt alten Menschen wurde eine größere Anzahl von Kirchenliedern in einzelnen Versen auswendig gelernt. Die Erfahrungen zeigen, dass selbst bei dementen alten Menschen dieser Schatz von Liedern lange im Gedächtnis haften bleibt, wiedererkannt und reproduziert wird. Selbst wenn die Krankheit so weit fortgeschritten ist, dass Wiedererkennungsleistungen nicht mehr möglich sind, vermag die Musik die Menschen noch zu erreichen. Musik aktiviert im Übrigen in besonderer Weise unsere Gehirntätigkeit. Wo die Sprache aufhört, fängt die Musik an. Das Spielen eines Musikinstrumentes gehört zu den Aktivitäten, die die meisten Areale in unserem Gehirn gleichzeitig zu Stoffwechselaktivitäten anregen.

Es ist erkennbar, dass Berührung ein ganz besonderer Bestandteil unserer Umgangsform ist. Menschen berühren sich beim Begrüßungsritual, Berührung schafft Aufmerksamkeit und vermittelt Nähe. Nicht die Devise »Seid umschlungen, Millionen!« kann die Methode sein, es gibt auch Menschen, die sich nicht so gern wahllos »betatschen« lassen. Die respektvolle, einfühlsame Berührung spricht eine eigene Sprache. Sie ist, wenn alle sprachlichen Möglichkeiten zerstört sind, die letzte Form der Kommunikation. Der Hautkontakt und das Streichen über die Hand und das Gesicht kann, etwa in der Begleitung Sterbender, immer noch die Nähe eines Menschen signalisieren.

Mit zunehmendem Abbau im kognitiven Bereich steigt beim dementen alten Menschen die Sensibilität für nonverbale Impulse. Der Mensch weiß zwar nicht mehr, wo er ist und wer um ihn ist. Er hat aber durchaus ein Gespür dafür, was für einer der ist, der sich ihm zuwendet, wie er es mit ihm meint. Auch wenn Worte in ihrer inhaltlichen Bedeutung nicht mehr ankommen, strahlt die Gestik, die Mimik, die Modulation der Sprache aus, schafft ein Beziehungserlebnis. Hier werden Signale der Nähe erlebt: Ich bin nicht allein! Signale der Sicherheit: Ich bin geborgen! Signale der Wärme: Ich werde geliebt und geachtet! Eine besondere Bedeutung kommt hier dem Körperkontakt zu: dem Reichen der Hände, dem Halten der Hände, dem Streicheln, dem Umarmen.

Durch eine wertschätzende und einfühlsame Haltung wird für Demenzkranke ein vertrauensvolles Klima geschaffen. Die Pflegenden orientieren sich an der Wirklichkeitssicht der Dementen. Diese geben in ihren »verwirrten« Äußerungen das Thema und die Geschwindigkeit vor. Die Pflegenden lassen sich einfühlsam darauf ein. Sie verzichten weitgehend auf Fragen, denn sie wissen, dass das logische Denken beim Kranken oft nicht mehr vorhanden ist. Aber mit Fantasie und Zuwendung gibt es auch andere Wege. Mit der wertschätzenden Haltung der Emotionalen Kommunikation kann eine dementengerechte Atmosphäre unterstützt werden. Für die betroffenen älteren Menschen entsteht ein Gefühl von Sicherheit und Geborgenheit.

Die Begleitung Demenzkranker erhält eine zutiefst menschlich-freundschaftliche Bedeutung. Das Zusammenleben der

Kranken sowie der Angehörigen und Pflegenden verbessert sich spürbar. Ziele sind, bei der dementen Person das Gefühl der Kompetenz zu bewahren und die Gewissheit zu vermitteln, bis zum Schluss als Mensch mit Würde in unserer Mitte gesehen zu werden.

Rituale als guter Weg in der Begleitung Demenzkranker

Als die Schwester die 80-Jährige am Abend ins Bett brachte, dauerte es nicht lange und sie stand wieder auf dem Flur. Unruhig, suchend, hin- und herlaufend wie ein gefangenes Tier im Käfig. Die Schwester brachte sie wieder ins Bett und das Schauspiel wiederholte sich: Sie stand kurze Zeit darauf wieder auf dem Flur: »Und was soll ich jetzt ... wo soll ich denn hin?« Nun wurde versucht, mit den Angehörigen zu sprechen, um vielleicht die Gründe für die große Unruhe herauszufinden. Hatte Sie früher vielleicht bestimmte Gewohnheiten? Wie sah denn das Zimmer, in dem sie zuletzt lebte, aus? Wie stand das Bett? Welche Bilder hingen an der Wand? Die Tochter brachte daraufhin einen »röhrenden Hirsch«, aber der konnte auch nicht sehr viel mehr für Ruhe und Orientierung sorgen. Auf das genauere Nachfragen hin erzählte die Tochter, dass es im Haus der Mutter ziemlich viel Plunder gab. Plunder, anderswo nennt man das auch »Kruscht«, Kram, Krempel, altes Zeug ... Für Fremde ist das wertloser Müll, aber für den Sammler selber ist es ein Schatz (auch wenn es nicht die Kronjuwelen sind), denn wertvolle Erinnerungen sind an den alten Stücken festgemacht. Man bat die Tochter, doch einmal diesen Karton mit dem wertlosen Krimskrams mitzubringen. Sie tat es, und schon der erste Blick auf den alten »Schrott« brachte Erstaunliches zu Tage. In der Kiste fand sich ein altes Weihwassergefäß. Die Emaille war schon etwas abgesprungen. Es war wirklich kein Schmuckstück mehr. Dennoch wurde es bei der alten Dame an der Wand befestigt, gleich neben der Tür. Das Ergebnis war frappierend. Als es Zeit war, ins Bett zu gehen, lief sie auf das Weihwassergefäß zu und nahm es wie selbstverständlich zur Kenntnis. Sie tauchte ihre Finger in das Wasser und benetzte die Stirn, markierte sich mit dem Zeichen des Kreuzes und ging ins Bett. Die Schwester berichtete, dass sie die ganze Nacht »selig« durchgeschlafen hätte. Die Frau war katholisch und das Zubettgehritual, ein religiöses Ritual, das sie anscheinend so schmerzlich vermisst hatte, konnte sie nun endlich zur eigenen Beruhigung leben. Eine Sternstunde in der Begleitung eines demenzkranken Menschen! Wie fatal wäre die Folge gewesen, wenn man die Unruhe der Frau mit dem Mittel der Sedierung, der Ruhigstellung durch Medikamente, bewerkstelligt hätte. So brauchte es nur Intuition, ein Stück Fantasie und eine gute Portion Wertschätzung.

Rituale haben zeremoniellen Charakter. Ihr Verlauf ist meist gleich und im Ablauf fest vertraut. Rituale verlaufen nahezu automatisch. Sie vermitteln damit Ruhe und Sicherheit. Diese Aspekte haben große Bedeutung im Umgang mit demenziell Erkrankten. Sie verfügen oft über langjährige Gewohnheiten und Rituale, die sich sehr deutlich in ihr Verhalten und in die Tagesabläufe eingeschliffen haben. Ihnen kommt eine besondere und wachsende Bedeutung zu.

Wenn es gelingt, alte Rituale zu erkennen, aber auch neue Rituale anzubieten und diese dann auch dauerhaft zu begleiten, kann der betreffende Ältere hierdurch ein bestimmtes Maß an Selbstständigkeit und Identität (wieder-)erleben. Die Lebensqualität wird verbessert.

Was ist wichtig für ein neues Ritual?

Der Beginn, der Verlauf und das Ende sollten einem immer gleichen Rhythmus folgen. Es sollte Elemente bieten, die vertraut und wiedererkennbar sind.

Der Anfang kann mit möglichst ähnlichen, wertschätzenden Startsätzen gestaltet sein. Schon aus der Begrüßung kann ein Ritual werden. Von den Schweizern ist das Begrüßungsritual des dreimaligen Küssens bekannt (wobei es nur schwierig erscheint festzulegen, mit welcher Seite man das Küssen eigentlich beginnt). Ist es ein übliches Zeremoniell, dann vermittelt diese Form der Begrüßung ein angenehmes Wohlbefinden und Zugehörigkeitsgefühl (aber wahrscheinlich ist es auch abhängig vom jeweiligen Gegenüber).

Der Mann mit der Vorliebe für die Blumen kann begrüßt werden mit: »Ah, der Mann mit dem grünen Daumen ... Herr Müller, Sie sind bei der Arbeit. Ganz bei der Sache. Der Fachmann ist am Werk.« Dazu gehören die passende Handbewegung, der besondere Klang der Stimme und die freundliche Mimik.

Beim Ritual ist es wichtig, ein auf die betreffende Person bezogenes Thema zu finden. Es ist biografieabhängig. Für die Sekretärin passt wahrscheinlich nicht so sehr die Waschfrauentätigkeit. Dass ihr die Möglichkeit gegeben wird, Papiere zu ordnen, sie zu lochen und in einen Ordner zu packen, kann eher ihren Fähigkeiten und ihren Interessen entsprechen und ist für sie keineswegs stupide. Es kann aber auch geschehen, dass jemand artikuliert: »Ich habe mein Leben lang gearbeitet, nun nicht mehr!« Auch dies gilt es dann zu respektieren.

Eine Hausfrau konnte man bei »ihrer« Arbeit erleben. Jemand hatte ihr einen Besteckkasten hingestellt und nun war sie dabei, ihn immer wieder auszuräumen, zu säubern und ihn dann wieder fein säuberlich einzusortieren. Jedes Teil musste an den richtigen Ort. Das »Spiel« wiederholte sich mehrmals. Sie war schon immer eine sehr gewissenhafte Frau mit einem ausgeprägten Ordnungssinn. Jetzt war sie bei »ihrer« Arbeit. Immer wieder fing sie von vorne an. Sie erlebte, so lässt sich vermuten, ihr Leben noch einmal.

Bei den Ritualen ist der entscheidende Augenblick von großer Bedeutung. Die Rituale müssen zeitlich da angeboten werden, wo sich die innere Unruhe meldet. Wenn die innere Uhr anfängt zu ticken, wenn es förmlich danach schreit, ganz bei der Sache zu sein und die Arbeit wie immer schon zu verrichten, dann besteht im angebotenen Ritual eine große Chance, Menschen an der eigenen Identität anknüpfen zu lassen, Wertschätzung zu erleben.

Herr Müller war immer wieder bei seiner Arbeit zu finden. Mit irgendwelchen Instrumenten kratzte er die Blumenerde aus den Töpfen im Wohnzimmer. Verwehrte man ihm das, dann konnte er richtig wütend werden und schlug sogar um sich. Eigentlich war bekannt, dass er ein leidenschaftlicher Kleingärtner war, ein Mann mit dem »grünen Daumen«, aber niemand ließ ihn das mehr erfahren. Bis man ihm im Wissen um seine Kenntnisse und Fähigkeiten ein Ritual anbot. »Herr Müller, ganz fleißig bei der Arbeit. Der Mann mit dem grünen Daumen. Sie kennen sich aus. Man merkt doch gleich, wie Sie Ihr Handwerk verstehen. Niemand macht Ihnen etwas vor.« Mit etwas Fantasie hatte man für den alten Herrn Arbeitsmaterial bereitgelegt, das genau seiner Passion entsprach: etwas mit Blumen und Pflanzen. Es galt zu hegen und zu pflegen. Herr Müller akzeptierte dieses Angebot, beim Thema seines Lebens zu bleiben. Es ist zu vermuten, dass durch die routinemäßigen Abläufe das stille Wissen um die ramponierte Identität noch länger wach gehalten wird. Der alte Herr genoss es jedenfalls sichtlich, »seiner« Arbeit nachgehen zu können. Solche Beschäftigungsangebote können nicht zu einem Zeitpunkt platziert und angeboten werden, wenn es den Pflegenden in den Zeitplan passt, sondern wenn es für den Betroffenen dran ist, wenn die innere Uhr tickt.

Hier gilt es noch einmal festzuhalten: Der Demenzkranke gibt das Tempo und die Thematik vor. Nicht der Kranke muss sich der Welt der Orientierten anpassen, sondern die Erlebensweise des demenziell Erkrankten spielt die erste Geige. Die Begleitenden nehmen die Haltung des Zulassens und Geltenlassens ein. Der Mensch in seinen Gefühlen und alten Gewohnheiten erfährt Wertschätzung.

Rituale beinhalten oft sanfte Berührungen, die dem Bedürfnis des alten Menschen nach Nähe entsprechen, ohne die Intimsphäre zu verletzen. Darüber hinaus geben Rituale auch der Tätigkeit der Altenpflegekräfte einen Charakter, der über die bloße »Versorgung« hinausgeht und eine andere, weniger greifbare, aber deutlich spürbare Dimension des Lebens ins Spiel bringt. Erinnerungen an gelungenes Leben sowie Erfahrungen von Geborgenheit, Hoffnung, Trost und Halt trotz allem Dahinschwinden sind möglich. Ein Beispiel für ein solches Ritual ist das tägliche »Gute-Nacht-Ritual«, der so genannte »Tagesabschluss«. Hierbei wird ein Lied gesungen und ein Gebet gesprochen, vielleicht schließen sich noch ein paar persönliche Worte der jeweiligen Bezugsperson an. Der Zeitaufwand ist gering, die Folgen sind erstaunlich: Die alten Menschen schlafen im Durchschnitt ruhiger.

Beschäftigungsangebote

- Lassen Sie den demenzkranken Menschen so viel wie möglich selbst tun. Vermeiden Sie möglichst Bevormundungen. Zerlegen Sie Alltagsverrichtungen in kleine Teilschritte. Vermeiden Sie Überforderungen. Vormachen erleichtert das Tun.
- Orientieren Sie sich beim Beschäftigungsangebot an der Biografie des alten Menschen. Beachten Sie Gewohnheiten und Vorlieben. Akzeptieren Sie Verweigerung.
- Beziehen Sie Demenzkranke in Alltagstätigkeiten ein, z.B. Gartenarbeit oder Hausfrauentätigkeiten. Die ehemalige Chefsekretärin kann z.B. Glück empfinden, endlich wieder ihrer Tätigkeit nachzugehen (Papier sortieren, lochen und einordnen).
- Demenzkranke brauchen ausreichend Gelegenheit, sich zu bewegen. Der Bewegungsdrang kann noch lange vorhanden sein. Zum »Stubenhocker« verurteilt zu sein, kann Aggressionen auslösen, und wenn dann die Türen verschlossen sind, ist der Konflikt vorbereitet.
- Demenzkranke sollen weder unterfordert noch überfordert werden. Auf das richtige Maß kommt es an. Die Umgebung sollte nicht zu viele, aber auch nicht zu wenige Reize bieten. Sinnvoll ist das, womit es dem demenzkranken Menschen gut geht.

Riechen und fühlen – Im Reich der Sinne

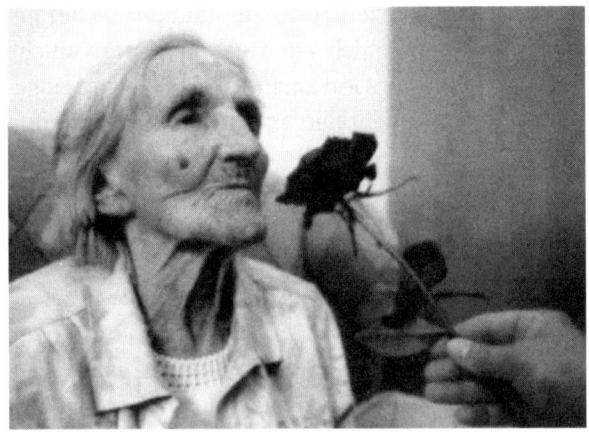

Sinnesreize

Schlafstörungen, Angstzustände, innere Unruhe: Demenz-kranke stehen unter besonderer Anspannung. Um ihnen das Dasein angenehmer zu gestalten, bedienen sich mehr und mehr Helfer in der Altenpflege ätherischer Öle. Derartige Essenzen wirken auf die alten Menschen entspannend, beruhigend und in vielen Fällen angenehm vertraut.

Der alte Herr war neu auf die Pflegestation gekommen. Örtlich und zeitlich war er nicht orientiert. Vor allem in der Nacht kam es bei ihm zu starken Unruhezuständen. Ihn mit Medika-menten zu beruhigen hatte keinen Erfolg. Keine Nacht war es ihm möglich durchzuschlafen. Er erhielt abends eine Laven-delölkompresse ins Kopfkissen und schlief in dieser Nacht erst-mals mehrere Stunden am Stück. In den darauf folgenden Nächten gelang der Nachtschlaf immer besser.

Die alte Dame machte durch ihre mangelnde Kooperations-bereitschaft und ihre depressive Stimmung die Pflege sehr schwer. Sie gab sich keine große Mühe, das Bett zu verlassen oder sich selbstständig zu waschen. Sie reagierte mürrisch auf alle Handreichungen. Nur zeitweise ließ sie erkennen, dass sie ihre Umgebung wahrnahm. Eines Morgens gab die Pflegekraft einige Tropfen Zitronenöl in das Waschwasser. Plötzlich wurde eine deutliche Veränderung spürbar. Aufmerksam geworden, fing die alte Dame an zu erzählen, dass sie in ihrer Jugendzeit viel durch Griechenland gereist sei und dass sie der Duft an die blühenden Zitronenhaine erinnere. An diesem Vormittag äußerte die alte Dame den Wunsch, wieder aufstehen zu wollen.

Ätherische Öle können die Stimmung des Patienten positiv beeinflussen, stimulieren und beruhigend wirken, ohne drastische Nebenwirkungen zu verursachen. Die Düfte sprechen den Menschen auf einer sinnlichen Ebene an und eröffnen den Zugang zu seinem Inneren, vor allem, wenn man Düfte verwendet, mit denen der Patient etwas verbindet. Plötzlich erwachen Erinnerungen und Gefühle. Oft ist damit die Basis für ein Gespräch gegeben und eine Beziehung kann entstehen.

Vor einiger Zeit kam ich zu Besuch in das Haus eines alten Menschen. Kaum hatte ich die Türe geöffnet, strömte mir ein seltsam vertrauter Geruch entgegen. Mir war, als ob ich wieder der kleine Junge wäre, der auf dem Nachhauseweg von der Schule einen Abstecher bei der alten Frau an der Ecke machte, um Bonbons »abzustauben«. Sie hatte in ihrem kleinen Haus auch einen weißen, kläffenden Spitz, der dem Treiben immer wachsam zuschaute. Hier roch es ebenfalls nach der seltsamen Mischung von Bohnerwachs, Kernseife und Lavendel.

Unser Gehirn speichert nicht nur Schulwissen und die Fakten eines Lebens. In der Gedächtnisbibliothek eines Lebens sind auch Gerüche festgehalten. Wertschätzend darauf einzugehen kann verschlossene Türen öffnen.

Folgende Düfte bieten sich gerade für demenzkranke Menschen an:

Zitrusdüfte

wirken anregend, belebend und machen gute Laune. Vor allem depressive, unmotivierte Patienten kommen morgens mit einer »Zitronenwaschung« besser in Schwung. Misstrauische Patienten entspannen sich häufig bei Orangendüften und können leichter aus sich herausgehen.

Lavendel

kennen viele alte Menschen noch aus ihrer Kindheit als Wäschesäckchen. Er weckt daher manche angenehme Erinnerung. Er wirkt beruhigend und einschlaffördernd. Lavendelölkompressen können gut als Alternative zu Schlafmitteln verwendet werden.

Pfefferminze

klärt und erfrischt. Vor allem »zerfahrene« Kranke, die selbst unter ihrer mangelnden Konzentrationsfähigkeit leiden, empfinden diesen Duft als angenehm belebend. Pfefferminze wird oft auch in Schulen und bei Seminaren benutzt, um den Teilnehmerinnen die Konzentration zu erleichtern.

Rosmarin

wirkt anregend, stärkt Nerven und Gedächtnis, hilft auch bei Kopfschmerzen.

Vanille und Zimt

schaffen als »Weihnachtsdüfte« eine harmonische, heimelige Atmosphäre. Ängstliche, misstrauische und unruhige Patienten können sich dadurch besser entspannen.

Zusammenfassend lässt sich sagen, dass ätherische Öle (es sollten nur qualitativ hochwertige, naturreine Essenzen verwendet werden) die Verwirrtheit bei betreuten Personen nicht verschwinden lassen, dass sich aber die Nebenerscheinungen wie Unruhe, depressive Verstimmung, Schlafstörungen oder Angstzustände durchaus positiv beeinflussen lassen. Das Wohlbefinden von Menschen kann mit dem sorgfältigen Umgang mit Aromen deutlich gesteigert werden. Gerüche lassen Erinnerungen zu.

Pflegende Angehörige und Demenzkranke

Die Situation der demenziell erkrankten älteren Menschen

Unendlich

Vergiss
deine Grenzen

Wandre aus

Das Niemandsland
Unendlich nimmt dich auf

Rose Ausländer

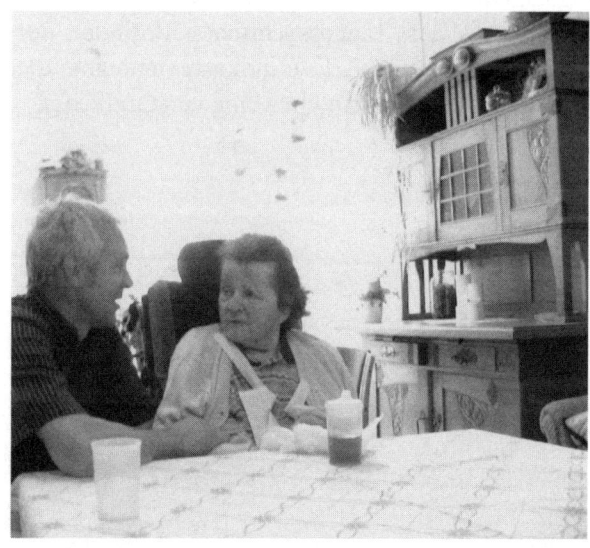

Eine Atmosphäre des Vertrauens anbieten

Um Demenzkranke zu verstehen, sie auf ihrem verworrenen Weg zu begleiten, sie zu pflegen und um die Familien zu beraten, ist es unabdingbar, sich das Selbsterleben der Demenzkranken vorzustellen, sich hineinzufühlen. Was mag im Inneren eines demenzkranken Menschen geschehen, welche Gefühle und Gedanken machen ihm zu schaffen?

Pflegende müssen sich klar machen, dass es ihnen nicht gelingen wird, dem demenzkranken Menschen in jeder Situation hundertprozentig gerecht zu werden. Sie werden sich nicht ganz in ihn einfühlen können und seine Welt verstehen. Es wird auch zu Fehldeutungen von Verhaltensweisen kommen. Je mehr sie jedoch biografische Informationen beachten, auf die »Symbolsprache« und die »dahinter liegenden« Gefühle achten und diese zu verstehen suchen, desto seltener werden solche Situationen. Nur im Anfangsstadium der Krankheit können sich die Betroffenen selbst mitteilen, später müssen Angehörige und ehrenamtliche oder professionelle Helfer erahnen oder erfühlen, wie es dem Demenzkranken geht, was er benötigt und was ihm gut tut.

Durch die aufmerksame Beobachtung der Demenzkranken, durch die Annahme und Wertschätzung ihrer inneren Wirklichkeit ist es möglich, ihre Situation zu erfassen und vielleicht auch zu verstehen. Aus dem innerpsychischen Befinden der Demenzkranken lässt sich eine Art »Landkarte« anlegen; die fremde Welt wird dadurch vielleicht ein wenig verständlicher.

Gefühlslandschaft eines Demenzkranken

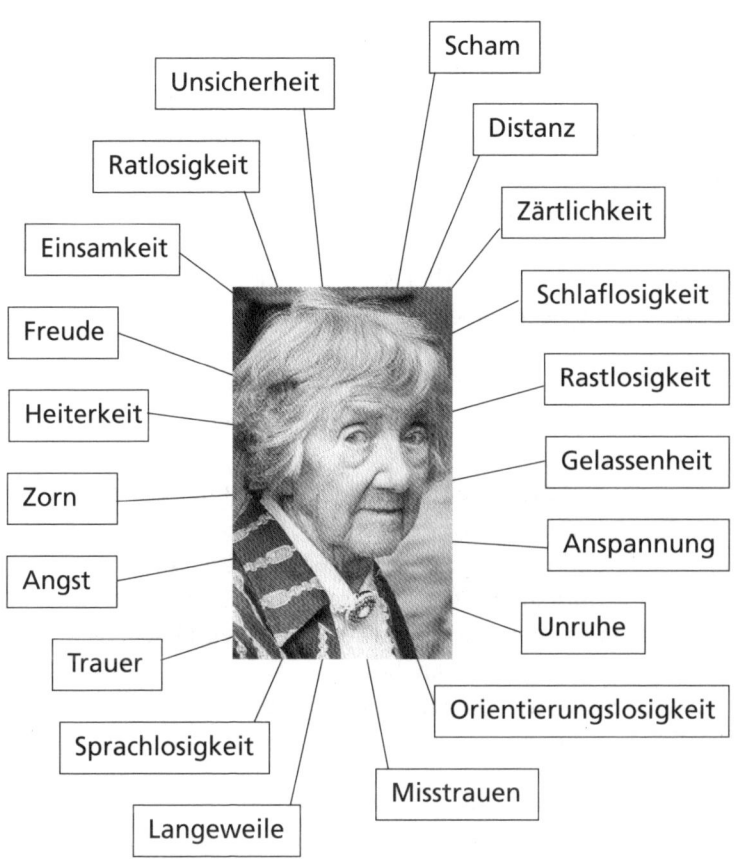

Scham

Unsicherheit

Distanz

Ratlosigkeit

Zärtlichkeit

Einsamkeit

Schlaflosigkeit

Freude

Rastlosigkeit

Heiterkeit

Gelassenheit

Zorn

Anspannung

Angst

Unruhe

Trauer

Orientierungslosigkeit

Sprachlosigkeit

Misstrauen

Langeweile

Die Gefühlslandschaft eines Menschen mit Demenz kann sehr vielschichtig sein.

Innere Welt

Beschäftigen wir uns mit der inneren Welt der Demenzkranken, sind wir mit unserer eigenen Angst konfrontiert, mit der Angst vor dem eigenen Verlöschen, dem Verlust der eigenen Identität, dem Vergessen unseres Seins.

Bei einer Befragung von Angehörigen zur Innenwelt der Kranken in der Angehörigengruppe reichten die Antworten von:

- »Die haben kein Innenleben«,
- über »Irgendwann merken sie nichts mehr«,
- oder »Die kriegen doch nichts mehr mit!«,

bis hin zu

- »Meine Frau zeigt ihre Gefühle, immer wieder ist sie traurig.«

Angehörige besitzen den Schlüssel zur Welt der Demenzkranken, kennen die »innere Landkarte«, die Biografie der Kranken, sind Führer im Irrgarten der Lebensgeschichte.

Wenn wir um die Biografie eines demenzkranken Menschen wissen, von seinem Glück, von seinen Schicksalsschlägen, von seinen Verletzungen, dann fällt es uns leichter, auch in der schweren Form der Demenz seine Würde zu achten, vielleicht verstehen wir dann sein gestörtes Verhalten. Aber auch wenn wir nichts mehr verstehen, können wir ihn einfühlsam begleiten. Angehörige schöpfen Kraft aus den Erinnerungen des gemeinsamen Lebens. Oft verteidigen sie das Bild des Demenzkranken gegen die Angriffe der Krankheit. Die schmerzliche Ambivalenz der Erinnerungen müssen die Angehörigen aushalten. Bedingt durch den irreversiblen Verlauf der Demenzkrankheiten in ihrer fünf- bis zehnjährigen Dauer wird das Wesen der Betroffenen nachhaltig verändert. Demenz – der langsame Abschied auf Raten. Die Krankheit umfasst weit mehr als nur den Abbau geistiger Fähigkeiten. Sie betrifft das ganze Sein des Menschen: seine Wahrnehmung, sein Verhalten und sein Erleben. Der Kranke lebt in einer Welt, in der Dinge und Ereignisse des Alltags häufig eine völlig andere Bedeutung besitzen als in der Welt der Gesunden. Die Empfindsamkeit und die Leidensfähigkeit, die Trauer über den Verlust an Kompetenz und Autonomie finden in vielen verbalen und nonverbalen Mitteilungen ihren Ausdruck. Die wohl größte Angst eines Alzheimer-Kranken ist die Angst vor dem Verlassenwerden. Wenn auch unregelmäßig und mit schwankender Deutlichkeit, nehmen die Kranken ihre Einbußen wahr, und sie versuchen auf unterschiedlichste Weise, ihre Not zu lindern und mit den Veränderungen zurechtzukommen.

So äußert sich eine 62-jährige Alzheimer-kranke Frau: »Am liebsten würde ich mich in eine Ecke verkriechen und da bleiben. Aber das darf ich nicht, dann bin ich verloren.«

Zur Bewältigung von schmerzlichen Ereignissen und Lebenskrisen gehört die Hoffnung. Hoffen zu können heißt, sich an gute Erfahrungen zu erinnern, zu wissen und zu spüren, es wird wieder andere Zeiten geben, in denen positive Veränderungen eintreten. Diese Verarbeitungsfähigkeit, um z. B. Scham und Ärger zu bewältigen, ist gerade bei Alzheimer-Kranken nicht vorhanden, und das Selbstwertgefühl erfährt ständige Erschütterung.

Demenzkranke Menschen, die zu Hause von Angehörigen betreut und gepflegt werden, verlieren im Laufe der Erkrankungen immer mehr den sozialen Kontakt zu anderen Menschen. Auf der einen Seite, weil sie durch die Krankheit nicht mehr in dem Maße fähig sind, soziale Beziehungen zu gestalten, zu kontrollieren und aufrechtzuerhalten. Des Weiteren, weil sie durch die zunehmenden Veränderungen im Krankheitsprozess und die intensivere Betreuung und Versorgung durch die Angehörigen immer weniger die Begegnung mit anderen Menschen suchen.

Der Umgang mit psychisch veränderten Menschen in der Öffentlichkeit stößt auch heute noch auf viel Unverständnis und Ablehnung. Die Reaktion der Familie besteht oft darin, sich aus dem öffentlichen Leben, wie dem Besuchen von Restaurants, Geschäften und Veranstaltungen, aus Unsicherheit und Selbstschutz zurückzuziehen. Besonders bei älteren Paaren kommen zu der Vereinsamungstendenz noch Scham und Hilflosigkeit hinzu, sich mit dem Kranken in der Öffentlichkeit zu zeigen. Damit wird dem Erkrankten jedoch eine Fülle von gewohnten Situationen genommen, die ihm vertraut sind und in denen er aktiv agieren und reagieren kann, d.h. noch vorhandene Fähigkeiten erleben kann. Der Lebensraum des demenzkranken Menschen wird eingeschränkt auf den häuslichen Bereich, auf nur wenige Menschen und eng begrenztes Tätigsein.

Menschen mit Demenz brauchen Vertrautheit und Kontinuität, aber nicht in Form von Reizarmut und Eintönigkeit, die als deprimierend, demotivierend und langweilig erlebt werden. Demenzkranke brauchen soziale Kontakte, das Angebot von Beziehungen auch außerhalb der exklusiven Pflegebeziehung, ein angemessenes sinngebendes Tätigsein, das sich an ihrem gelebten aktiven Leben orientiert, und eine Umwelt, die mit gezielten Reizen und Interventionen auf ihre vorhandenen kognitiven Fähigkeiten eingeht, um zu fördern und aufrechtzuerhalten. Demenzkranke brauchen an erster Stelle Liebe, Verständnis und Akzeptanz. Liebe, um in der für sie oft nicht mehr überschaubaren und erklärbaren Welt Halt und Geborgenheit zu finden – auch wenn sie sich selbst teilweise unliebsam verhalten. Verständnis, damit sie in ihrem Denken, Fühlen und Erleben, das von Erinnerungsstücken und Verlustängsten geprägt ist, nicht allein sind. Akzeptanz, damit sie von anderen in ihren Veränderungen angenommen werden und auch fremdartig wirkende Verhaltensweisen toleriert werden. Demenzkranke brauchen somit am meisten Menschlichkeit.

Das Zusammenleben mit Demenzkranken kann mit erheblichen Schwierigkeiten und Belastungen verbunden sein. Die Krankheit verändert so vieles im Leben des Kranken und des ihn direkt Betreuenden, dass es Tag für Tag einer wiederholten Anstrengung bedarf, mit diesen Veränderungen zurechtzukommen. Stimmungsschwankungen und Ängste, die vom Gefühl eigener innerer Verlorenheit herrühren, und der Verlust oft einfachster Fähigkeiten belasten den Alltag. Angehörige müssen Anschuldigungen des Kranken kritiklos hinnehmen, da der

Kranke nicht verstehen kann, dass er selbst die Fehler begeht. Findet er doch einmal die Schuld bei sich selbst, reagiert er meist depressiv und zieht sich zurück. Angehörige erleben den Verlust gewohnter Wesenszüge des Kranken schmerzhaft und brauchen Zeit, um die Krankheit überhaupt annehmen zu können. Deshalb kann das Zusammenleben nicht immer harmonisch und konfliktfrei sein. Wichtig ist vor allem die wertschätzende und akzeptierende Grundhaltung, mit der versucht wird, der Krankheit und den Kranken zu begegnen.

Wichtige Grundprinzipien für die Begleitung von Menschen mit Demenz

- Der Mensch, mit dem wir es zu tun haben, ist einzigartig. Beachte ihn als ganze Person mit seiner eigenen Geschichte. Die Festlegung eines Menschen auf einen organischen Abbauprozess (»ist eben dement«) ist willkürlich und Folge eines einseitigen Denkansatzes. Jeder Demenzkranke bleibt eine einzigartige Persönlichkeit, auch mit den Einschränkungen. Jeder Demenzkranke ist durch seine individuelle Biografie eine einzigartige Ganzheit aus Geist, Seele und Körper.
- Betone das Positive. Der Fokus der Pflegenden ist auf die noch verbliebenen und verdeckt schlummernden Kenntnisse und Fähigkeiten, Gefühle und Grundbedürfnisse gerichtet.
- Kommuniziere und pflege den Kontakt. Baue Gemeinschaftsgefühle auf. Maximiere Freiheit, minimiere Kontrolle.

Die Entlastung pflegender Angehöriger

Die Alzheimer-Krankheit betrifft die Angehörigen ebenso wie die Erkrankten, denn Pflege und Versorgung werden überwiegend zu Hause, von Frauen und von einer Person alleine durchgeführt. Pflegende Angehörige werden hierbei extrem beansprucht. Da sie durch das alltägliche Miteinander entscheidend dazu beitragen können, für die Erkrankten ein positives Lebensumfeld zu schaffen, brauchen sie Information und Beratung über die Krankheit, den Umgang und mögliche Hilfen zur Entlastung. Inzwischen gibt es eine Vielzahl guter Literatur. Vielerorts sind Beratungsstellen eingerichtet, die kompetente Hilfen anbieten.

Pflegende Angehörige sind vielfältigen Belastungen ausgesetzt

Pflegende Angehörige sind je nach Krankheitsstadium und subjektivem Erleben unterschiedlich stark belastet. Entfremdung, Trauer und Verlust, massive Veränderungen und Beeinträchtigungen im alltäglichen Leben, gestörte Nachtruhe und körperlicher Einsatz, das soziale Abseits, finanzielle Einbußen und unzureichende psychosoziale Hilfen führen häufig zu psychischen und psychosomatischen Erkrankungen bei pflegenden Angehörigen.

Vergessen Sie über der Sorge für den Betroffenen nicht sich selbst. Sie müssen mit Ihren Kräften haushalten. Sie handeln nicht selbstsüchtig, wenn Sie sich Erholungspausen verschaffen, in denen Sie Ihren eigenen Interessen nachgehen. Sorgen Sie für sich selbst. Nicht nur der demenzkranke Mensch soll sich wohl fühlen, auch Sie als Pflegende müssen auf sich achten und etwas für sich tun, damit Sie etwas für andere tun können. Dies gilt im gleichen Maß auch für die Professionellen in der Pflege. Es ist kein Eingeständnis eigener Unzulänglichkeit, wenn Sie Hilfe von außen holen. Suchen Sie auch das Gespräch mit Menschen, die in derselben Lage sind wie Sie. Dieser Erfahrungsaustausch gibt Ihnen wertvolle Anregungen und stärkt Ihre Zuversicht. Schaffen Sie sich einen Ausgleich zu Ihrer sonstigen Arbeit. Atmen Sie wenigstens einmal täglich für wenige Minuten im Pflegealltag tief durch, schließen Sie die Augen und konzentrieren Sie sich einen Moment lang nur auf sich. Setzen Sie Grenzen, bevor Ihre Belastbarkeitsressourcen endgültig verbraucht und ausgeschöpft sind. Nur so gelingt es Ihnen, Ruhe und Gelassenheit auszustrahlen – eine Grundbedingung für die Betreuung demenzkranker Menschen.

Hilfe anzunehmen ist schwer, aber nötig

Obgleich Pflegende häufig extremen Belastungen ausgesetzt sind, nehmen nur ca. dreizehn Prozent professionelle Hilfe in Anspruch. Oft sind Beratungs- und Entlastungsmöglichkeiten zu wenig bekannt, zu wenig an den Bedürfnissen der Betroffenen ausgerichtet, erscheinen zu teuer oder sind noch immer nicht ausreichend vorhanden. Auch kann das Gefühl, unersetzlich oder zur Hilfe verpflichtet zu sein, der Annahme von Unterstützung entgegenstehen. Sich mit der Diagnose »Alzheimer« auseinander zu setzen, Entlastung anzunehmen und darin für die Erkrankten wie für sich selbst einen Nutzen zu sehen, erfordert einen Lernprozess, für den Pflegende unterschiedlich viel Zeit brauchen und sich selbst auch zugestehen sollten.

Entlastungsmöglichkeiten

Es gibt inzwischen an vielen Orten Entlastungsmöglichkeiten. Weil die Begleitung und Pflege der erkrankten Familienmitglieder oft eine 24-Stunden-Aufgabe ist, sollte man auf solche Hilfsangebote unbedingt zurückgreifen.

- Gesprächsgruppen für pflegende Angehörige
  Solche Gesprächsgruppen sind wichtig, um der zunehmenden Vereinsamung und Überlastung der Pflegenden entgegenzuwirken. In der Gruppe kann Belastendes aus dem Alltag benannt und mit den Erfahrungen anderer verglichen

werden. Es kann eine Hilfe sein, zu sehen, dass andere mit ähnlichen Problemen zu tun haben. Man kann mit anderen gemeinsam nach Lösungen suchen. Kompetente Hilfe lässt sich finden.

- **Gemeinsame Gruppen für Angehörige und Erkrankte**
  In diesen Gruppen ist es möglich, die Normalität des Alltags zu pflegen und mit den eigenen Kranken in einem sozialen Umfeld zu sein. Die Kranken fühlen sich dann auch nicht ausgeschlossen, sondern werden am Leben der anderen beteiligt.

- **Gruppen für Alzheimer-Kranke**
  Tagesgruppen und Tagespflege bieten in Pflegeeinrichtungen den Kranken eine Tagesstruktur an und tragen dabei auch zur Entlastung der Pflegenden zu Hause bei.

- **»Verwöhnabende« für pflegende Angehörige**
  Um dem nervenaufreibenden Alltag wenigstens für kurze Zeit entfliehen zu können, um neue Kraft tanken zu können, werden mancherorts für pflegende Angehörige besonders festliche Treffen organisiert. Für Leib und Seele wird gesorgt. Musik und Tanz können eine Wohltat sein. Die überbeanspruchten, pflegenden Angehörigen erleben wohltuende Wertschätzung und können aufatmen.

- **Kurzzeitpflege und betreuter Urlaub**
  Zur Entlastung der Angehörigen können Kurzaufenthalte im Heim und betreuter Urlaub organisiert werden. Den Kranken ist schon damit geholfen, wenn die Pflegenden gesund bleiben.

- **Stationäre Versorgung im Pflegeheim**
  Ist die Pflege der Kranken zu Hause unmöglich geworden, kann es sinnvoll sein, ein Pflegeheim mit entsprechender Konzeption zur Begleitung Demenzkranker mit der Pflege zu beauftragen. Immer mehr Pflegeeinrichtungen haben mittlerweile eine Konzeption zur Begleitung Demenzkranker entwickelt. Nur ruhen diese Schreiben oft in tiefen Ver-

senkungen und kommen im Pflegealltag nicht zum Tragen. Bei der Wahl eines Pflegeheimes ist darauf zu achten, welche Einstellungen das Pflegeteam zur Begleitung der Betroffenen an den Tag legt.

- ● **Entlastung durch bauliche Veränderungen zu Hause**
  Wenn Demenzkranke in ihren eigenen Wohnungen bleiben, und bei einer guten medikamentösen Behandlung ist das unter Umständen länger möglich, kann zur Entlastung der Betreuer durch eine geeignete Wohnungsanpassung Konfliktpotenzial vermieden werden. Dies ist eine Ideensammlung zur Lösung kritischer Situationen:
  - ● Es ist darauf zu achten, persönliche Erinnerungsstücke, die mit der Biografie des Erkrankten zusammenhängen, leicht zugänglich zu machen. Man sollte Bilder und Möbel aus der Vergangenheit aufstellen, aber nicht so, dass eine Flohmarktatmosphäre entsteht. Unnötige Geräte sollten entfernt werden und Schränke, etwa in der Küche, möglichst offen bleiben.
  - ● Für ausreichende Beleuchtung ist zu sorgen. Der Wunsch, eine gemütliche Stimmung zu erzeugen, tritt hinter der Anforderung heller Räume zurück. Besonders die Räume, die oft benutzt werden, müssen hell ausgeleuchtet sein.
  - ● Es muss in der Wohnung Orientierungspunkte geben und auch, wenn nötig, Halterungen an den Wänden.
  - ● Die Öffnungsrichtung der Türen soll den Blick in den Funktionsbereich freigeben. Wenn die Tür geöffnet wird, ist sofort klar, um welches Zimmer es sich handelt. Nicht notwendige Türen sollten ausgehängt werden, um so die Anzahl der Türen zu reduzieren. Wichtige Türen durch Farbcodierung, individuelle Symbole oder Fotos hervorheben (z. B. WC-Tür).
  - ● Das Wohnumfeld auf das Nötigste reduzieren, auffällige Teppiche herausnehmen oder Mustertapeten überstreichen.
  - ● Kochgeschirr in der Küche reduzieren und einen gut zugänglichen Arbeitsplatz schaffen.

- Beschäftigungsecken mit Aufforderungscharakter zum Wühlen und Verweilen schaffen (z.B. Wäsche, die zusammengelegt werden muss).
- Erinnerungsecken sollte es geben, die mit Fotoalben oder dem Kassettenrecorder, dem Plattenspieler mit der Lieblingsmusik ausgestattet sind.
- Hängen Sie eine Tafel auf, auf der jeden Morgen Wochentag und Datum aktualisiert werden (evtl. vom Betroffenen selber). Bringen Sie Uhren mit Zifferblatt an.
- Ein Ganzkörperspiegel sollte vorhanden sein.
- Wenn möglich, sollte der Fensterplatz den Blick auf eine belebte Straße freigeben.
- Musik kann eingesetzt werden, um dem Tag eine Struktur zu geben (z.B. indem Sie am Abend vor dem Schlafengehen immer dieselbe Melodie spielen).
- Schaffen Sie einen sicheren Außenbereich, der gut zugänglich ist und evtl. auch Anreiz zur Beschäftigung bietet (z.B. Hochbeet).
- Gestalten Sie die Umgebung von Orten, die gemieden werden sollen (z.B. Eingangstür), dunkel. Bauen Sie eine schwer entriegelbare Sicherung in den Fenstern der oberen Stockwerke ein, sodass sie maximal nur zehn Zentimeter geöffnet werden können. Besorgen Sie ein Bügeleisen, das bei längerer Nichtbenutzung selbstständig abschaltet. Setzen Sie in diverse elektrische Geräte im Haushalt (z.B. Fernseher) Zeitschaltuhren ein. Bauen Sie eine Sicherung für den Kochherd ein, welche die Stromzufuhr nach einer vorgegebenen Zeit unterbricht und zusätzlich auf Hitze reagiert. Die Regelsysteme für die Heizung sollten Sie versteckt oder abschließbar einbauen.
- Gestalten Sie für die Körperpflege Wanne und Dusche sinnvoll um, damit sie auch bei Einschränkungen benutzbar sind (z.B. bodengleiche Dusche). Richten Sie eine Sitzmöglichkeit im Bad ein. Bringen Sie einen Haltegriff neben dem Toilettensitz an.
- Schaffen Sie in der Küche Möglichkeiten, um im Sitzen arbeiten zu können.

- Besorgen Sie zur Verabreichung der Medikamente einen intelligenten Medikamentenspender.
- Benutzen Sie schwer entflammbare Bettwäsche.
- Es gibt Telefone mit großen Tasten. Wichtige Nummern werden auf den Tasten gespeichert. Die Tasten können zusätzlich mit Fotos gekennzeichnet werden.
- Es gibt Sicherungssysteme, die mithelfen, entlaufene Menschen orten zu können oder ihr Davonlaufen rechtzeitig zu bemerken.

Es gibt viele Möglichkeiten der Wohnungsanpassung. Beratungsstellen geben weitere hilfreiche Anregungen und Tipps.

Die Alzheimer-Krankheit sowie andere Formen von Demenzerkrankungen sind in Deutschland immer noch ein tabuisiertes Thema. Geistig nicht voll funktionsfähig zu sein, wird oft als erheblicher Makel angesehen und einem schrittweisen Verlust von Lebenswert und Würde gleichgesetzt. Dadurch erhält die Alzheimer-Krankheit für viele Menschen das Bild eines langsamen sozialen Todes. Doch gerade im sozialen und gefühlsmäßigen Bereich sind die Kranken oft besonders ansprechbar und lebendig und brauchen unsere Anerkennung und Unterstützung ebenso wie die betroffenen Familienangehörigen, die vielfältige Belastungen auf sich nehmen. Ausgrenzung, Distanzierung oder fehlende Beachtung führen zu Kränkungen oder zusätzlichen Belastungen, die die Betroffenen und die Menschen in ihrem Umfeld sozial isolieren. Die Persönlichkeitsveränderungen, die mit der Krankheit einhergehen, werden zum Teil als Bösartigkeit der Kranken interpretiert. Auf diese Weise kann mangelnde Aufklärung zu einer Ursache für erhebliche Familienkonflikte werden. Die Alzheimer-Krankheit ist so gesehen kein Privatproblem, sondern betrifft die Gesellschaft als Ganzes. Die Lebensqualität der Betroffenen und der Betreuenden wird wesentlich durch die Einstellung und Haltung von uns allen beeinflusst.

Praktischer Anhang:
Projekte aus der Praxis

Erinnerungspflege

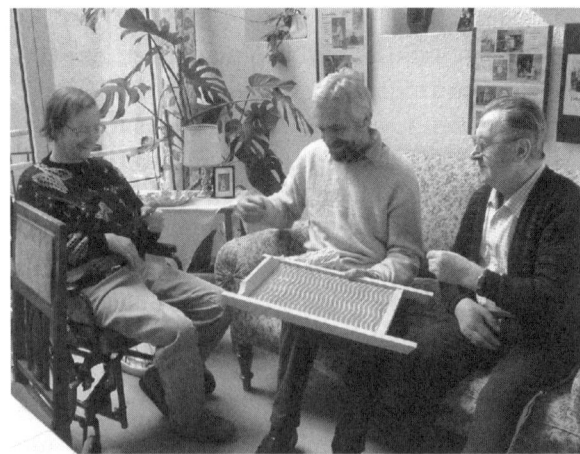

»Erinnerungszimmer« veranschaulichen gelebtes Leben

In unserer Lebensgeschichte und den Geschichten unseres Lebens finden wir die Wurzeln für Selbstvertrauen und Selbstverständnis. Lässt das Gedächtnis alter Menschen so nach, dass sie ihren Alltag nur noch mit fremder Hilfe bewältigen können, brauchen sie auch Unterstützung bei ihrem Bemühen, sich ihrer Identität zu vergewissern: Was war da noch, was mein Leben ausgemacht hat? Wer bin ich?

Leben sie nicht mehr in ihrer vertrauten Wohnung und haben kaum mehr Kontakt zu alten Freunden, vertrauten Örtlichkeiten, gewohnten Tätigkeiten, die das Leben ausgefüllt und ausgemacht haben, fehlen ihnen auch oft die Anknüpfungspunkte für die Gegenwart und zunehmend der Lebensmut. Der plötzliche Umzug in ein Alters- oder Pflegeheim stellt sowieso einen äußerst bedrohlichen Abschnitt im Leben dar. Wer bin ich noch, der ich jetzt auf direkte Hilfe von anderen angewiesen bin? Was macht mein Leben aus? Je mehr sich der Aktivitätsradius der alten Menschen verringert und damit auch das Gefühl, in der Gegenwart nicht mehr mitzukommen, nicht mehr kompetent zu sein, desto wichtiger wird für sie die gelebte Vergangenheit.

Kommt bei alten Menschen eine Gedächtnisstörung durch Abbauprozesse im Gehirn (etwa eine Demenz vom Alzheimer-Typ) hinzu, dann wird die Gegenwart zusätzlich immer unverständlicher und bedrohlicher. Die Kranken erleben ihre Umwelt und die gegenwärtige Zeit als einen verrückten, beschämenden Irrgarten, in dem man sich nicht auskennt und dem man eigentlich entfliehen muss. Gefühlsmäßige Orientierung und Sicherheit gibt es für demenziell Erkrankte oft nur noch in den Episoden, die das Altgedächtnis hergibt: Damals war ich jemand, konnte etwas und stand mit beiden Beinen im Leben! Kein Wunder, wenn demenziell Erkrankte sehr oft auf der Suche sind nach den Orten ihrer Kindheit, dass sie früher eingeübten Beschäftigungen nachgehen, die allerdings oft nur für sie alleine Sinn machen.

Aus der Kenntnis dieser Umstände ist in unseren Wohn- und Pflegestiften für die Pflegenden eine Konzeption zur Begleitung demenzkranker Mitmenschen entstanden. Orientiert an den geäußerten Gefühlen und dem, was im Altgedächtnis der Kranken oft noch überraschend vorhanden ist, versuchen wir einen akzeptierenden, wertschätzenden Umgang zu pflegen. Erinnerungspflege ist ein wichtiger Teilaspekt. Wir haben Erinnerungszimmer eingerichtet. Hier finden sich Möbel von Anno dazumal und Gegenstände aus der »guten alten Zeit«. Mit allen Sinnen kann tastend, sehend, riechend, schmeckend Altbekanntes wieder wach werden. Die eigene gelebte Vergangenheit wird zum Thema.

Der Besuch des Erinnerungszimmers kann etwa einen solchen Verlauf haben:

Wir sitzen um den Tisch oder lassen uns auf dem Sofa nieder, wie damals in der »guten Stube«.

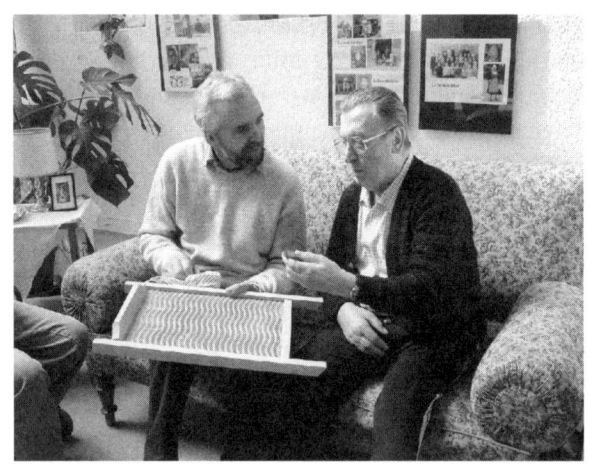

Im
Erinnerungs-
zimmer

Es gibt ein Begrüßungsritual: Es wird gesungen. Es gibt etwas zum Knabbern oder Naschen. Oder trinken wir ein Gläschen Likör?

Eine Tasse Kaffee aus alten Sammeltassen mit Goldrand? Behutsam können die Sinne angeregt werden durch Musik vom Grammofon, etwa mit der Stimme von Hans Albers... Wird dann ein bestimmtes Thema gewählt, liegen entsprechende Gegenstände bereit zum Anfassen und Herumreichen. Für den Schuhmacher: Hammer, Leisten, Leder, Klebstoff... Für die Hausfrau: Waschbrett, Stampfer, Kernseife... usw. Fotos, Bilder, Darstellungen gehen von Hand zu Hand, und es gibt die Möglichkeit, die Eindrücke zu benennen, zu erzählen.

Der Fantasie ist keine Grenze gesetzt. Gut ist, was dazu hilft, Erinnerungen zu wecken und das Selbstwertgefühl der Menschen zu stärken. Dass die Besucher im Erinnerungszimmer wertgeschätzt werden in ihren Äußerungen, ist unabdingbare Voraussetzung. Wir machen die Erfahrung, dass auch Menschen mit eingeschränkter Gegenwartswahrnehmung über das Fühlen und Spüren etwas von ihrer Identität (wieder-)entdecken können und entsprechend reagieren. Der Besuch im Erinnerungszimmer kann seinen Abschluss finden mit einem bekannten Lied oder mit Gesten, die auch beim nächsten Mal wieder erkannt werden können.

Das Selbstvertrauen der alten Menschen wird durch das behutsame Erinnern, die Pflege der Erinnerungen gefestigt. Aus dem Besinnen auf die eigene Identität und die eigenen Leistungen in einem langen Leben erwachsen manchmal ein neues Interesse und eine tiefe Kraft, sich mit der Gegenwart auseinander zu setzen. Bei Demenzkranken bleibt vielleicht nur diese Augenblickserfahrung: »Da ist jemand, der geht behutsam mit dem um, was ich noch weiß!« Das ist Grund genug, um Menschen bei der Pflege ihrer Erinnerungen einfühlsam zu unterstützen.

Je älter Menschen werden, desto bedeutsamer wird es für die meisten von ihnen, in Erinnerungen zu »schwelgen«. Erinnerungen helfen, sich der eigenen Geschichte und Identität zu versichern. Gerade für Menschen, die ihr Leben mit einer Behinderung und zum Teil in Institutionen verbracht haben, bietet das biografische Arbeiten eine besondere Chance, sich ihrer Einzigartigkeit, ihrer Stärken und ihrer noch bestehenden Wünsche bewusst zu werden. Der hier vorgestellte Ansatz der Erinnerungspflege bewährt sich in der Altenarbeit und hier insbesondere in der Arbeit mit demenziell Erkrankten und ihren Familien.

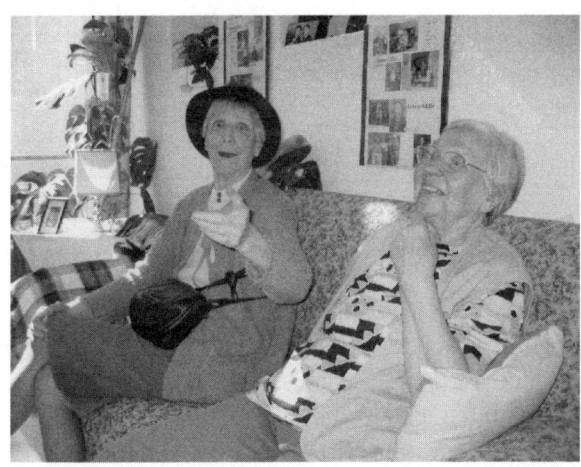

Anprobe der Hüte im Erinnerungszimmer

Mit einfachen Methoden und Medien aus Musik, Bewegung und kreativem Gestalten wird erprobt, wie die Zugänge zu Lebensgeschichten freigelegt werden und überführt werden können in Sinn stiftende und befriedigende Aktivitäten. Als »Erinnerungsschlüssel« dienen vertraute Tätigkeiten, vertraute Orte und Anschauungsmaterialen. Neben dem vergnüglichen Austausch bietet die Erinnerungspflege auch Anregungen zur Gestaltung der »biografischen Dokumentation«, die über Individualität und Geschichte auch dann noch Auskunft geben und Kommunikation ermöglichen können, wenn die Person selbst hierzu nur noch bedingt in der Lage ist.

Themenvorschläge zur Erinnerungspflege

Die Hände   Einstimmung

Die eigenen Hände betrachten
Was kann man sehen?
Was haben sie geleistet?
Was haben sie schon alles angepackt?
Woher rühren die Narben?
Lieblingsbeschäftigung und Haupttätigkeit?
Handbewegungen raten und davon erzählen.
Welcher Beruf wurde ausgeübt und was war dabei gefragt?
Hausarbeit … Bügeleisen,
Handarbeiten … Stricknadeln,
Handwerk … Körbe flechten usw.

Material: Bilderbücher mit altem Handwerk

Die Augen   Einstimmung

Einander in die Augen schauen
oder einen Spiegel betrachten
Was sehe ich?
Welche Augen schauen mich an?
Welche Farbe? Welcher Ausdruck?

Was haben sie schon so alles gesehen?
Können Sie noch vieles sehen?
Schöne Ansichten, Aussichten und Lichtblicke

Material: Fotoalbum betrachten: Was Augen erzählen können

Die Ohren

Einstimmung

Musik hören
Wie klingt das?
Welches Gefühl wird angesprochen?
Was klingt an? An welche Klänge erinnere ich mich besonders?
Welche Geräusche höre ich besonders gern?
Welche hasse ich?
Geräusche, die heimatlich sind?
Welche Lieder liegen mir im Ohr?

Material: Musik, alte Schlager, Volkslieder, Operettenmelodien ...

Die Nase

Einstimmung

Gerüche aufnehmen
Tee trinken und Inhalt raten lassen
Riechproben machen: Kernseife, Bohnerwachs,
4711 Kölnisch Wasser, Pfefferminz, Zitrone usw.
Was kann ich gut riechen?
Wobei kommen mir gute Erinnerungen?
Wonach roch es im Elternhaus?

Material: verschiedene Fläschchen mit ätherischen Ölen, Parfum, stark duftende Früchte oder sonstige Mittel

Der Mund

Einstimmung

Auf den Geschmack kommen
Etwas auf der Zunge zergehen lassen
Bei was läuft mir das Wasser im Mund zusammen?

137

»Bärendreck« und Lakritz versuchen
Sauerkraut und Speck
Was mir immer gut geschmeckt hat
Was mir nie geschmeckt hat
Lebertran und bittere Arznei

Material: Verschiedene Speisen, die man kosten kann

Die Füße   Einstimmung

Bewegungen mit den Beinen ausführen
Verschiedene Schuhe mitbringen
Wanderschuhe, Arbeitsstiefel, Tanzschuhe, Lackschühchen ...
Welche habe ich getragen?
Welche Schuhe zu welchen Gelegenheiten?
So weit die Füße tragen ... Welche Wege bin ich gegangen?

Material: Schuhe zu verschiedenen Anlässen/mit besonderem
Zweck

Beispiel einer Gruppenstunde
im Erinnerungszimmer

Vorüberlegung

Welches Thema wird gewählt? Welches Material wird benötigt? Welche Gegenstände sollen verfügbar sein?

Begrüßungsritual

Wenn die Teilnehmer/Teilnehmerinnen in das Erinnerungszimmer kommen, wird ihnen zur Begrüßung eine Praline oder ein
Glas Likör angeboten – Süßes aus der Wundertüte oder Über-
raschungsdose. Wenn alle ihren Platz gefunden haben, wird die
gemeinsame Zeit mit einem Lied oder einer sonstigen Erken-
nungsmelodie begonnen.

Inhalt

Die Gruppenleiterin liest das Gedicht »Die gute alte Zeit« (siehe unten). Gegenstände, die im Gedicht erwähnt werden, sind in der Mitte für alle sichtbar aufgestellt und können berührt und benutzt werden.

Nach dem Vorlesen werden einzelne Passagen wiederholt, dabei werden die genannten Gegenstände (z.B. Milchkanne, Bettflasche usw.) aufgenommen und den Teilnehmerinnen zum näheren Betrachten und Befühlen in die Hand gegeben. Dabei können Reaktionen entstehen, die zum Erzählen anregen. Diese sollen von der Gruppenleiterin wahrgenommen und unterstützt werden.

Abschluss

Der Abschluss der Gruppenstunde erfolgt mit einem Lied. Es ist sinnvoll, immer das gleiche Abschlusslied zu wählen (zum Beispiel: »Am Brunnen vor dem Tore« oder »Nehmt Abschied, Brüder«).

Die gute alte Zeit

Man hört oft von ergrauten Greisen
so gern die alten Zeiten preisen,
doch wer von uns wär wohl bereit
zu tauschen mit der alten Zeit.

Die Schuhe waren schwer im Tragen,
sie waren mit Eisen und Nägel beschlagen.
Zur Arbeit ging man stundenweit,
in der guten alten Zeit.

Es fuhr ja noch kein Autobus,
und alle gingen stets zu Fuß,
von Ort zu Ort, wer weiß wie weit,
in der guten alten Zeit.

Es gab auch keine Urlaubstage,
das kam ja damals nicht in Frage,
beten und arbeiten hieß das Geleit,
in der guten alten Zeit.

In der Wohnung war auch kein Klosett,
da standen Töpfchen unterm Bett,
sie standen immer griffbereit,
in der guten alten Zeit.

Die Kleider trug man manches Jahr,
ob's Junge oder Mädchen war,
Grund war die Bedürftigkeit,
in der guten alten Zeit.

Ein ganzes Fass voll Sauerkraut,
ein Topf mit Schnippelbohnen,
das war bestimmt 'ne Köstlichkeit,
in der guten alten Zeit.

Die Rente war sehr karg bemessen,
sie reichte spärlich kaum zu Essen.
Was war das doch für eine Ärmlichkeit
in der guten alten Zeit.

Doch eines muss man zugestehen,
man konnte abends unbesorgt auf die Straße gehen,
darüber gibt es keinen Streit,
in der guten alten Zeit.

Verfasser unbekannt

Weitere Themenvorschläge

Die Erinnerungspflege für orientierte, aber auch in abgewandelter Form für demenziell erkrankte alte Menschen. Dies sind einige Beispiele für das Anknüpfen an Erlebnissen aus früheren Tagen.

Familienleben

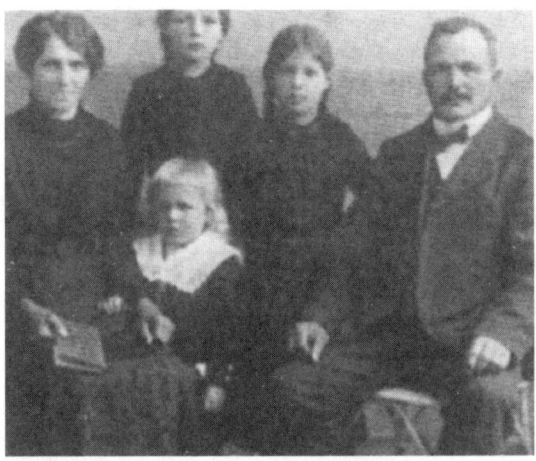

Mein Zuhause – reihum fragen

Die Teilnehmer werden behutsam reihum gefragt:
- »Welches Zuhause hatten Sie als Kind?«
- »Welche Personen gehörten zur Familie?« (eventuell mit Figuren aufstellen!)

Familienfotos – Bilder betrachten

Die Teilnehmer werden gebeten, Familienbilder mitzubringen. Betreuungskräfte oder Angehörige werden einbezogen. Fotoalben liegen vor und werden betrachtet.

Badetag – einen Text vorlesen

»Freitagabend war Badetag. Wir waren zu Hause fünf Jungen und zwei Mädchen und alle mussten im selben Wasser in einer Zinkwanne baden. Es waren immer ein paar von uns gleichzeitig drin. Wir wurden ordentlich mit Kernseife abgeschrubbt. Ich weiß noch, wie die Mutter die Ohren rangenommen hat. Damit das Wasser warm blieb, musste man dauernd mit einem Eimer heißes Wasser nachschütten und das kalte herausschöpfen.«

Kennen Sie etwas wieder? Oder wie gestaltete sich das Baden am Sonnabend? Welche Rituale gab es? Wie war denn das? Was blieb in der Erinnerung haften?

Mein Stammbaum – malen

Ein skizzierter Stammbaum kann helfen, sich seine Familie zu vergegenwärtigen.

Mein Lebensbuch – schreiben

In einen Sammelordner schreiben die Teilnehmer ihre Lebensgeschichte und erinnern damit sich und andere an die wichtigen Ereignisse in ihrer Biografie. Begleiter können auf Grund der Erzählungen ein Lebensbuch zusammenstellen (Texte, Bilder, Tondokumente).

Mein Zuhause – Einladung zum Rundgang

Ein Gruppenmitglied führt durch das Haus seiner Kindheit. Bei der Haustür geht es los. Es wird erklärt, wo die einzelnen Räume liegen und welche Möbel in jedem Zimmer zu finden sind. Es wird geschildert, welche Personen oder welche Tätigkeiten zu jedem Zimmer gehören. Durch das Erklären und gleichzeitige Herumgehen kehren die Erinnerungen sehr plastisch zurück. Anspruchs- und eindrucksvoller wird die Führung noch, wenn auch die für das Haus oder einzelne Zimmer typischen Gerüche und Geräusche in die Beschreibung einfließen. Erinnerungen an zu Hause werden wach, wenn man einen groben Grundriss der Räume zeichnet und aufschreibt, was sich in jedem Zimmer befand.

Anstandsregeln – eine Liste aufstellen

Standardäußerungen zusammentragen, mit denen Mütter oder Väter gutes Betragen anzumahnen pflegten.

Genannt werden können:
- Hast du dich auch hinter den Ohren gewaschen?
- Wer den Teller nicht leer isst, bekommt keinen Nachtisch.
- Sitz gerade!
- Du musst einen Diener oder Knicks machen!
- Hast du auch danke (guten Tag) gesagt?
- Hände aus den Taschen!

Am Familientisch – Stichworte geben

Die Rituale und Gewohnheiten, die es in jeder Familie bei den Mahlzeiten gab, sind meist von großem Interesse für die Gruppe:
- Wo hat die Familie gegessen?
- Wer war normalerweise bei den Mahlzeiten anwesend?
- Hatte jeder seinen festen Platz?
- Welches Geschirr stand auf dem Tisch?
- Wer war zuständig fürs Kochen, Auftragen, Abräumen und Abwaschen?
- Wurde bei Tisch gebetet oder gesungen?
- Wer hat das Wort geführt, wer sagte kaum etwas? Worum drehten sich die Tischgespräche?
- Wurde auf Manieren geachtet oder gab es sonstige Regeln (Es wird gegessen, was auf den Tisch kommt!)?

Gerichte aus Kindertagen – eine Liste aufstellen

Eine vergnügliche Angelegenheit ist es, sich an Speisen aus der Kindheit zu erinnern. An welches Gericht erinnern sich die alten Menschen besonders? Welche Lieblingsspeisen gab es? Stichworte wie Kommissbrot, Arme Ritter, Brotsuppe werden bereitwillig aufgegriffen. Welche landestypischen Gerichte gab es? Was wurde zu den unterschiedlichen Wochentagen und Festen gekocht?

Die Namen der Speisen – fühlen, riechen, schmecken

Bei Menschen, die nicht mehr selbst kochen, rufen eine Hand voll ungewaschener Kartoffeln, ein Bund Karotten mit Grün, ein paar rohe Bratwürste oder ein Stück Hefe intensive Erinnerungen hervor. Wenn Menschen mit fremdländischen Lebensmitteln Erfahrungen haben, kann man sie wieder daran riechen und damit hantieren lassen. Unterschiedliche Bezeichnungen für die Lebensmittel sammeln (Brötchen, Schrippen, Weckle, Semmeln usw.).

»Was ich so gern wieder mal essen würde« – reihum fragen

Man kann das Gespräch beginnen, indem ein (imaginärer) Teller von Hand zu Hand gereicht wird. Jeder Teilnehmer beschreibt, was er sich auf seinen Teller wünscht.

Kochrezepte – schreiben

Gespräche über das Essen können darauf hinauslaufen, dass sich einzelne an die Zubereitung von Speisen erinnern und eine ganze Rezeptsammlung entsteht. Vielleicht wird daraus sogar eine kleine Broschüre, die sich verschenken lässt. Die Rezepte könnten unter den Überschriften »Lieblingsspeisen aus Kindertagen«, »Gerichte zu besonderen Anlässen« oder »Als Schmalhans Küchenmeister war« gesammelt werden.

Ernährung in Notzeiten – eine Liste aufstellen

Die meisten alten Menschen haben Zeiten des Hungers hinter sich. Manche werden als Kinder noch die Ernährungsprobleme am Ende des Ersten Weltkrieges bewusst erlebt haben und vielleicht Erinnerungen an das Stichwort »Kohlrübenwinter« (1916/17) knüpfen. Mit der Inflation (1922/23) stiegen die Preise für Lebensmittel täglich. So fingen die Frauen am Zahltag ihre Männer an den Werkstoren ab und rannten mit der Lohntüte in der Hand in die Geschäfte, um möglichst vor dem nächsten Preisanstieg den Wocheneinkauf für die Familie zu tätigen. Viele werden sich auch an die Nahrungsmittelknappheit am Ende des Zweiten Weltkriegs und in der Nachkriegszeit erinnern. Lassen Sie sich berichten, wie die Menschen über die Runden kamen, indem sie etwa Kartoffelschalen rösteten, aus Gerste Malzkaffee brannten, Leberwurst aus Mehlbrei mit Majoran herstellten und von Steckrüben und bläulicher Magermilch lebten. Wer von den alten Frauen in der Gruppe ist wohl damals nicht »organisieren« gegangen, um hungrige Mäuler zu stopfen? Von welchen Speisen hat man in diesen Notzeiten mit knurrendem Magen geträumt: von süßer Milchsuppe, fetter Blutwurst oder frischem Brot, dick bestrichen mit guter Butter?

Alte Menschen und Großeltern – Stichworte geben

Was wissen die Teilnehmer noch von ihren Großeltern oder anderen alten Menschen aus ihrer Kindheit? Welche Veränderungen haben sich ergeben? Vielleicht sehen die Teilnehmer die Vergangenheit durch eine rosa Brille und glauben, den alten Menschen sei es früher besser gegangen. Fragen Sie nach den Renten und der medizinischen Versorgung. Welche Hilfsdienste gab es, und wie wohnten die Älteren?

Naschkatzen – fühlen, riechen, schmecken

Es wird eine Tüte herumgereicht, die mit Süßigkeiten aus den Kindertagen der Teilnehmer gefüllt ist. Zum Beispiel: Lakritzschnecken, Pfefferminzkissen, Veilchenpastillen, Himbeer-, Karamell- oder Malzbonbons. Von den Lieblingsnaschereien kann erzählt werden.

Erinnerungskiste oder »Schatzkästchen des Lebens«

Dabei handelt es sich etwa um einen Behälter, der mit Symbolen oder Erinnerungsstücken aus der Lebensgeschichte eines Menschen ausgestattet wurde – nach dem Motto: Was hat mein Leben wertvoll gemacht?

In einer Kiste oder einem Karton werden Gegenstände, Bilder, Werkzeuge, Dokumente, Tonbandaufnahmen, Schallplatten usw. gesammelt und aufbewahrt. Als symbolische Erinnerungsstücke fungieren dabei beispielsweise kleine Babypuppen, die für die eigenen Kinder, und Postkarten, die für einen besonderen Urlaub stehen. Weißer Tüll soll an die eigene Hochzeit und Samt und Seide an frühere Kleidungsstücke und schöne Feste erinnern. Ein Firmenschild kann den ehemaligen Arbeitsplatz illustrieren. Ein Meisterbrief erzählt von der eigenen Kompetenz. Durch dieses Schatzkästchen werden positive Lebensereignisse auch für andere sichtbar. Bekommt es einen schönen Platz im Zimmer eines Bewohners, kann es Besuchern oder Pflegekräften wesentlich helfen, Kontakt mit demenzkranken Menschen aufzunehmen und damit die Erinnerungspflege zu unterstützen. Wenn die Kiste geöffnet wird, erzählt der Inhalt von der Identität eines Menschen. Beim Öffnen kann »begriffen«, gesehen oder gerochen werden: Das ist mein Leben!

Musikalischer Ausklang

Die Gruppe singt Kinderlieder, Volksweisen, Operettenmelodien, Gesangbuchlieder. Vielleicht gibt es ganz spezielle Erinnerungen an Melodien, die Mutter, Vater oder Großeltern einst vorsangen.

Mit dem »Biografiebogen« Vergangenheit und Vorlieben erfassen

Für den pfleglichen Umgang mit den Erinnerungen ist es wichtig, Daten, Fakten, Eindrücke, Erlebnisse aus Kindheit, Jugendzeit und dem Erwachsenenalter aufmerksam zu sammeln und aufzubewahren. Ist für die »Emotionale Kommunikation« mit Menschen mit Demenz nicht unbedingt ein umfassendes, biografisches Wissen nötig, so kann es doch sehr hilfreich sein, die Lebensgeschichte eines Menschen zu kennen. Im Biografiebogen sollten beispielsweise auch die Vorlieben, die man als Kind für bestimmte Getränke, Naschereien, Gerüche und Düfte gehabt hat, festgehalten sein. Für wen man in der Jugendzeit schwärmte, welche Idole es gab, welche Musik damals gehört wurde, wie man das Thema »Liebe« erlebte, welche Tätigkeiten man ausgeübt hatte und wie die Beziehungen zu den Menschen waren, sollte wenn möglich eingetragen sein. Auch zu zeitgeschichtlichen Erlebnissen, wie den Weltkriegen und dem Aufbau der Bundesrepublik, können Angaben gemacht werden. Es geht beim Ausfüllen des Biografiebogens darum, sich auf den einzelnen Menschen einzulassen, ihm zuzuhören und sich von seinen Erzählungen auch mitreißen zu lassen, um mit ihm in den Dialog einzutreten. Es sollten also nicht nur Fakten gesammelt und Frage für Frage in kürzester Zeit abgehandelt werden. Der pflegliche Umgang mit den Erinnerungen eines Lebens braucht Zeit.

Erzählcafé

»Man muss in die Tiefe steigen, um den Garten der Kindheit wiederzufinden.«

Marcel Proust

»Erinnern, das ist vielleicht die qualvollste Art des Vergessens und vielleicht die freundlichste Art der Linderung dieser Qual.«

Erich Fried

»Die Monate haben es eilig. Die Jahre haben es noch eiliger. Und die Jahrzehnte haben es am eiligsten. Nur die Erinnerungen haben Geduld mit uns.«

Erich Kästner

Erinnern, zuhören, erzählen …

… von früher,
wie alles so war,
von den guten alten Zeiten,
von schlechten Tagen,
von Ereignissen, die prägend waren,
von alten Sitten und Gebräuchen,
vom ersten Lehrer,
von der ersten Liebe,
den harten Lehrjahren,
den goldenen Zwanzigern,
und bewegten Dreißigern,
den bösen Kriegsjahren,
der Zeit des Wirtschaftswunders
und was sonst noch so alles passiert ist.

Zwischen 6–10 Gäste kommen zum Erzählcafé. Es ist einladend gedeckt. Jeder wird zu Tisch gebeten und persönlich willkommen geheißen. Es können auch Blumen verteilt werden. Das Zusammensein wird zum überraschenden Fest. Kaffeehausmusik erklingt. Es gibt Kaffee und Kuchen. Beim letzten Treffen hatten sich die Teilnehmer ein Thema ausgesucht und nun wird daran erinnert. Musikalisch, mit alter Schlagermelodie von Anno dazumal oder mit einem passenden Gegenstand werden Erinnerungen geweckt. Bilder gehen von Hand zu Hand. Vorgeschlagene Themen waren:

- Mein erster Lehrer
  – oder wie das in der Schule damals war
- Meine ersten Leseabenteuer
  – oder welche Bücher ich damals verschlungen habe
- Meine Schulausflüge
  – oder wo wir überall gewesen sind
- Meine frühe Kindheit
  – oder Kinderwiege und Radelrutsch
- Erste Liebe
  – oder Gras- und Knutschflecken
- Als das Geld keinen Wert mehr hatte
  – oder wie man über die Runden kam
- Kriegs- und Fluchterfahrungen
  – oder als die Städte brannten
- Muss i denn zum Städtele hinaus
  – oder Umzüge und Abschiednehmen
- Es wird gegessen, was auf den Tisch kommt
  – oder »Arme Ritter« und »Birnen, Bohnen und Speck«

Wichtig beim Erzählcafé ist, dass jeder mit seiner Art vorkommen kann. Beiträge werden nicht bewertet und korrigiert. Jeder sollte einmal zu Wort kommen dürfen. Überforderung muss vermieden werden. Auch das bloße Zuhören ist erlaubt. Niemand wird zum Erzählen gezwungen. Die einzelnen Beiträge werden auch »übersetzt«, sodass Teilnehmer mit Hörschwierigkeiten alles nachvollziehen können und einbezogen sind. Es werden Impulse gegeben, von früher zu erzählen. Oft entdecken gerade diejenigen, die zuerst nichts zu sagen wissen, durch das Erzählen der anderen ihr Thema und dass auch sie durchaus kompetent sind. Der Abschluss geschieht in Form eines Rituals. Eine immer gleich bleibende, bekannte Musik erklingt. Ein gemeinsames Lied wird gesungen oder ein Segensvers gesprochen.

Ziele

- Die Fähigkeit, mit anderen im Gespräch zu sein, wird gefördert.
- Es wird erlebt, dass man selber noch etwas zu sagen hat.
- Kenntnisse und Erinnerungen werden wach gehalten.
- Die eigene Identität wird gestärkt.
- Das Selbstwertgefühl wird erhalten.
- Positive Gefühle werden angestoßen.
- Das Einerlei des Erlebens wird durchbrochen.

Gottesdienst mit Demenzkranken

Grundsätzliches zur Predigt und zum Umgang mit Demenzkranken

Demenziell erkrankte Menschen gehören in die gottesdienstliche Gemeinschaft aller Gemeindeglieder. Sie haben ein Anrecht auf die frohe Botschaft des Evangeliums. Wenn sich Jesus von Nazaret, laut dem Neuen Testament, immer wieder den Armen, Unmündigen, Randfiguren, Kranken zuwandte, dann soll das der Kirche bis heute die Aufgabe beschreiben, der sie nachzugehen hat. Menschen sollen in der Krise ihrer zunehmenden Einschränkungen, unter den Bedingungen eines Lebens im Pflegeheim, auf der letzten Wegstrecke des Lebens

Gottes Zuwendung und Liebe erfahren. Wenn die Kranken zum sonntäglichen Kirchgang oder zum Besuch sonstiger Gottesdienste in der Gemeinde in der Lage sind, sollten sie nicht ausgeschlossen werden. In der Gemeinde muss in geeigneter Weise die Bereitschaft gefördert werden, sie auch bei eventuellen Störungen liebevoll anzunehmen. Auch wenn sie nicht alles aufnehmen können, so haben sie dennoch, wenn dies einfühlsam bedacht wird, ihre aufbauenden und orientierenden Erlebnisse.

Menschen mit Demenz zu begleiten ist nicht Aktivismus, sondern einfühlsames Dasein und sich auf den Prozess des anderen einlassen. Es gilt, sich dem Leid des anderen wirklich zuzuwenden, nicht daran vorbeizureden, vorbeizuhören oder vorbeizuhandeln. Aktives Zuhören ist gefragt. Beziehung zum Kranken und Sterbenden muss werden. Es kann nicht heißen: »Kopf hoch – das wird schon wieder!« Bei der Begleitung Demenzkranker bleibt einem dieser Satz sowieso im Hals stecken. Es gilt, Gefühle wahrzunehmen und gelten zu lassen, nicht auszuweichen, Gefühle nicht auszureden, das Evangelium von der Liebe Gottes zuzusprechen. Und dies sollte in einer Form geschehen, die geeignet ist, verstanden zu werden.

Hier geht es vor allem um die gottesdienstliche Situation, in der der Mensch mit Demenz ins Zentrum tritt. Das ist der Fall beim Besuch demenziell erkrankter Menschen zu Hause oder wenn es gilt, im Altenheim speziell für sie einen Gottesdienst zu feiern. Dabei ist zu berücksichtigen:

- **Der Gottesdienst ist altgedächtnis- und biografiefreundlich.**
Die Form ist vielfach vertraut. Es gibt Elemente, die an früher erinnern. Auch wenn das schwach gewordene Sehvermögen das Mitsingen aus dem Gesangbuch nicht mehr möglich macht, so erlaubt das Inwendige, das einmal Auswendiggelernte trotzdem eine rege und aktive Beteiligung.
Der Gottesdienst vermittelt Kontinuität in einem Dasein voller Diskontinuitäten.

- Der Gottesdienst ist orientierungsfreundlich.
  Eine klare, gleich bleibende Ordnung erleichtert es dem Menschen, sich zurechtzufinden. Liturgien sind vertraut. Wiederholungen tun gut. Rituale sind sinnvoll und notwendig.

- Der Gottesdienst ist aktivierungsfreundlich.
  Durch die vertrauten Texte und Abläufe wird dem alten Menschen die Möglichkeit gegeben, sich zu beteiligen. Er kann mit anderen beten und singen. Er hat das Gefühl: Das kenne ich und das kann ich. Ich bin beteiligt. Ich gehöre zur Gemeinschaft der Vielen.

- Der Gottesdienst ist emotionsfreundlich.
  Der demenziell erkrankte Mensch wird durch musikalisch-liturgische Elemente emotional angesprochen. Es kommen innere Saiten zum Klingen. Gefühle werden angesprochen und zugelassen. Erinnerungen stehen vor Augen.

Ein demenzkranker Mensch ist für Wortgottesdienste und Andachten, wie sie uns vertraut sind, je nach Schweregrad der Erkrankung nur noch eingeschränkt oder nicht mehr empfänglich. Alle, die Gottesdienste oder Andachten vor alten Menschen in den Pflegeheimen zu halten haben, sollten sich dessen bewusst sein. Die Fähigkeit, Gedächtnisinhalte abzurufen, zu sprechen, unsere Sprache zu verstehen oder zusammenhängende Texte aufzunehmen und für sich zu deuten, wie wir es tun, nimmt mit Fortschreiten der Krankheit immer mehr ab. Intellektuelle Leistungen können nicht mehr selbstverständlich vorausgesetzt werden. Erhalten bleibt jedoch, wie wir gesehen haben, ein starkes emotionales Bedürfnis der Kranken, mit ihrer Umwelt zu kommunizieren – über den Weg sinnlicher Erfahrung wie Hören, Riechen, Schmecken, Fühlen und Berühren.

Die Lernpsychologie, die sich auch mit dem Lernen im Alter beschäftigt hat, vermittelt einige Voraussetzungen, die erfüllt sein müssen, wenn das Lernen gelingen soll. Unter anderem wurde festgestellt: Die Informationsvermittlung muss langsam geschehen, da der alte Mensch zur Verarbeitung mehr Zeit benötigt. Das Denken verlangsamt sich. Das Lernmaterial muss sinnvoll sein, d. h., der Sinnzusammenhang muss einsichtig sein. Alte Menschen benötigen mehr Wiederholungen. Es ist eine übersichtliche Gliederung und ein geringerer Schwierigkeitsgrad notwendig. Diese Erkenntnisse gelten für das normale Altern. Bei krankhaftem Altern, mit den Folgen der hirnorganischen Veränderungen, muss dieses noch weiter modifiziert werden.

Bei pathologischem Altern (gemeint ist: bei der Alzheimer-Krankheit und anderen Formen der Demenz) ist die Abnahme der Speed-Leistungen fast dreimal so ausgeprägt wie beim normalen Altern. Dies erfordert ein sehr langsames Sprechen und eine geringere Anzahl von Informationen. Der Grundsatz lautet: Eine Botschaft pro Satz. Wichtig ist, dass die Inhalte am Altgedächtnis anknüpfen, mit den vorhandenen Gedächtnis- und Denkkapazitäten aufgegriffen werden können und möglichst über mehrere Sinneskanäle vermittelt werden. Wiederholungen müssen hier noch häufiger und in möglichst gleichförmiger Weise erfolgen. Die Gliederung muss sich auf wenige Gliederungspunkte beschränken. Es wirkt aktivierend, wenn der Hörer beteiligt wird. Schließlich ist darauf zu achten, dass die Predigt möglichst viele emotionale Impulse gibt. Die kognitiven Möglichkeiten nehmen im Zuge der Erkrankung gravierend ab, jedoch bleiben die Erlebnisfähigkeit, das Spüren von Emotionen noch länger erhalten.

Predigtbeispiele

Im Folgenden werden Beispiele für Gottesdienste dargestellt. Sie unterscheiden sich vor allem in ihrem Schwierigkeitsgrad. Sie sind ausgerichtet auf zwei verschiedene Demenzgrade. Die ersten zwei Predigten sind an Hörer mit leichterer Demenz gerichtet, die anderen an Hörer mit weiter fortgeschrittener Demenz. Den Predigten geht jeweils eine Reflexion der Situation voraus. Es folgt ein Kommentar zur Vorgehensweise. Die angegebenen Lieder stammen alle aus dem Evangelischen Gesangbuch (Ausgabe Württemberg).

Predigt 1

Die Situation

Der Prediger geht davon aus, dass die Konzentrationsfähigkeit der Zuhörer noch relativ gut ist. Das Kurzzeitgedächtnis, die Merkfähigkeit sind punktuell vorhanden, das Altgedächtnis ist noch intakt. Der Hörer kann nicht nur einfache Sätze aufnehmen, sondern auch kurze, zusammenhängende Beschreibungen und Schilderungen mit vertrauter Thematik.

Abendgottesdienst Psalm 63,7

»Wenn ich mich zu Bette lege, so denke ich an dich, wenn ich wach liege, sinne ich über dich nach.«

Liebe Gemeinde!

Wir haben uns in unserem Gottesdienstraum in … (den Ort nennen) versammelt und feiern Gottesdienst (aufzählen wer alles da ist). Es ist schon dunkel (auf die Fenster zeigen). Die Lichter brennen (auf die Lampen zeigen). Die Kerzen am Altar brennen auch. Es ist Abend geworden. Bald gibt es Abendbrot. Es wird dann Zeit, ins Bett zu gehen. Mancher ist rechtschaffen müde. Müde bin ich, geh zur Ruh. Der Tag, auch wenn es nicht so viel zu tun gab, war dennoch anstrengend. Der Tag hat Mühe bereitet. Wenn man so im Bett liegt, in Gedanken den Tag abschließt, dann kommen die Gedanken in einem hoch. Gedanken von früher: Kinderzeit, Elternhaus, Mutter, Vater. Wie war das früher am Abend, mit den Geschwistern? Abendbrot am Küchentisch. Mutter schneidet vom großen Brotlaib herunter. Es wird gegessen, zusammen mit Vater, Mutter, mit Großmutter, mit Großvater. Der Vater sagt: Ab ins Bett! Mutter zieht mich aus. Ich werde mit Wasser aus der großen Schüssel gewaschen. Das weiße, lange Nachthemd wird angezogen. Es geht ins Bett. Mutter deckt mich zu. Mutter erzählt noch eine Geschichte oder sie singt, die Hände werden gefaltet (vormachen).

Es wird gebetet, etwa:

»Müde bin ich, geh zur Ruh,
schließe beide Äuglein zu;

Vater, lass die Augen dein
über meinem Bette sein.«

Sie erinnern sich? Lassen Sie uns das gemeinsam sagen:

Müde bin ich, geh zur Ruh…

Oder die Mutter singt ein Lied vor, etwa:

»Weißt du wie viel Sternlein stehen
an dem blauen Himmelszelt?
Weißt du wie viel Wolken gehen
weithin über alle Welt?
Gott der Herr hat sie gezählet,
dass ihm auch nicht eines fehlet
an der ganzen großen Zahl,
an der ganzen großen Zahl.«
EG 51

Sie erinnern sich? Wir singen es gemeinsam:

Weißt du wie viel Sternlein stehen…

Sie erinnern sich. Sie kennen das. Was für einen Schatz tragen wir in uns!

Wenn ich zu Bette gehe, so denke ich an dich.
Wenn ich mich zu Bette lege, so denke ich an dich,
wenn ich wach liege, sinne ich über dich nach.

So tut es auch der Mensch, der aus der Bibel zu uns spricht. Wenn ich zu Bette gehe, so denke ich an dich, so sagt es der biblische Zeuge.

Wir sagen das einmal gemeinsam:

»Wenn ich zu Bette gehe, so denke ich an dich.«

Manch einer hat Angst vor dem Zu-Bett-Gehen. Er denkt vielleicht: Ich liege da und kann nicht schlafen. Ich liege wach. Ich grübele. Sorgen kommen hoch, von früher: der Krieg, die Flucht, die schwere Zeit, Krankheitstage. Habe viel durchgemacht, so mancher Schicksalsschlag. Es ist viel geschehen.

Sorgen von heute: um die Kinder, und die Enkelkinder, Sorgen um meine Gesundheit, Einsamkeit. Wie wird noch alles werden? Nicht schlafen können, wach liegen, kein Auge zutun, grübeln, sich Sorgen machen. Auch der Mensch aus der Bibel kennt das, fühlt das, spricht das aus.

Er sagt:

»Wenn ich wach liege, sinne ich über dich nach.«

Wir sagen uns das alle:

»Wenn ich wach liege, sinne ich über dich nach.«

Über Gott nachsinnen – über Gott nachdenken. Was wird uns da einfallen? Welche Gedanken kommen?

– Vielleicht:

»Er weidet mich auf einer grünen Aue«,
»Er führet mich zum frischen Wasser«,
»Ich bin das Licht der Welt«.

Grüne Auen – frisches Wasser – Licht – Gaben Gottes, sein Geschenk!

»Ich bin bei euch alle Tage.« – Versprechen von Christus! Nie mehr allein!

»Weiß ich den Weg auch nicht, du weißt ihn wohl ...«

Hat nicht der gnädige Gott über dir Flügel gebreitet, ja,

»In wie viel Not hat nicht der gnädige Gott über dir Flügel gebreitet.«

»Breit aus die Flügel beide,
o Jesu, meine Freude,
und nimm dein Küchlein ein.
Will Satan mich verschlingen,
so lass die Englein singen:
Dies Kind soll unverletzt sein.«

(EG 477 Strophe 8 und 9 nach der Predigt singen lassen)

Über Gott nachdenken. Die Sinne anregen lassen von dem Gott, der uns so nahe ist. Im Dunkel der Nacht ist Gott mir

156

nahe wie ein Vater, wie eine Mutter, die am Bett sitzt. Wenn ich wach liege, sinne ich über dich nach. Eine schlaflose Nacht muss nicht sinnlos sein. Darüber mag man nachdenken, wenn man wach liegt und nicht schlafen kann: über die grünen Auen, über das frische Wasser, über das Licht der Welt, über das: ich bin bei euch, über die Flügel Gottes, die über uns gebreitet sind. Wir sind in Gottes Obhut.

Wenn ich wach liege, sinne ich über dich nach.

Das sagen wir uns noch einmal gemeinsam: *Wenn ich wach liege, sinne ich über dich nach.*

Amen

Kommentar

Die Predigt, die langsam gesprochen etwa acht Minuten dauert, enthält zwei Kerngedanken: »Wenn ich mich zu Bette lege, so denke ich an dich; wenn ich wach liege, sinne ich über dich nach.«

Der erste Gedanke: Er wird untermauert durch eine kurze Beschreibung einer Kindheitssituation.

Der zweite Gedanke: Er wird ausgeführt durch ein immer wiederkehrendes und daher erinnerliches Erleben aus der Gegenwart. Beide Gedanken werden durch vorgesprochene und gemeinsam gesprochene Wiederholungen präsent gehalten.

Was den Zeitbezug anbetrifft, so bewegt sich die Predigt einmal in der Vergangenheit: Ein Kindheitserlebnis wird geschildert, früher gelernte Gebete, Lieder und Sätze werden aufgenommen. Zum anderen bewegt sich die Predigt aber auch in der Gegenwart. Der Einstieg ist im Stil des behutsamen Erinnerns gestaltet. Es wird bewusst gemacht, wo wir sind (räumlich), wer versammelt ist (personal), welche Tageszeit wir haben (zeitlich), was wir tun (situativ). Ferner wird das in der Gegenwart immer wieder vorkommende Erleben der Schlaflosigkeit thematisiert.

Die Predigt enthält einige aktivierende Elemente. Früherinnerungen werden reaktiviert. Es wird das Mittun ermöglicht. Es wird gemeinsam wiederholt. Ein Text wird gemeinsam gesprochen. Ein Lied wird gemeinsam gesungen.

Über die Emotionalität der Predigt ist zu sagen, dass hier Erfolgserlebnisse ermöglicht werden: Das kenne ich! Das kann ich! Emotional wirksam sind auch die poetischen und musikalischen Elemente sowie bestätigende Formulierungen wie: Sie erinnern sich. Das können Sie.

Predigt 2:
Der sinkende Petrus (Matthäus 14, 25–31 verkürzt)

Liebe Gemeinde!

Ich habe ein altes Geschichtenbuch mitgebracht (deutlich vorzeigen, eventuell jedem Einzelnen). Jeder hatte wohl früher so eins, in der Schule, im Konfirmandenunterricht. Der Lehrer hat daraus erzählt. Der Pfarrer hat daraus vorgelesen. Sie selbst haben darin gelesen. Ich will heute eine Geschichte daraus erzählen.

Eines Tages waren die Jünger Jesu mit einem Schiff auf dem Meer. Jesus kam auf dem Wasser zu ihnen. Die Jünger aber erschraken. Sie schrieen vor Furcht. Aber bald redete Jesus mit ihnen und sprach: Fürchtet euch nicht! Fürchtet euch nicht! Seid getrost, ich bin es; fürchtet euch nicht. Jesus streckte seine Hand aus und ergriff den sinkenden Petrus ...

Die Hände Gottes, alle Zeit sind sie ausgestreckt, immer, für jung und alt, für Gesunde und Kranke, besonders, wenn wir Angst haben, wenn wir nicht weiter wissen, wenn wir zu versinken drohen, wenn alles so verwirrend ist, wenn es ausweglos erscheint. Gottes Hand ist ausgestreckt. Jesus streckte seine Hand aus und ergriff den sinkenden Petrus ...

Ich bin bei euch alle Tage, hat Jesus gesagt. Ich bin bei euch alle Tage. Seid getrost, ich bin es; fürchtet euch nicht.

Die Hand des Herrn. Oft ist davon gesungen worden:

Jesu geh voran, auf der Lebensbahn!
Und wir wollen nicht verweilen,
dir getreulich nachzueilen,
führ uns an der Hand
bis ins Vaterland,

führ uns an der Hand
bis ins Vaterland.
(EG 391)

Wir sprechen das einmal gemeinsam:
Jesu geh voran …

Und nun singen wir das auch:
Jesu geh voran …

Die Hand des Herrn, oft ist nach ihr gerufen worden. Da gibt es ein Gebet. So nimm denn meine Hände … Wir haben es einmal gelernt. Wir sprechen es gemeinsam:

So nimm denn meine Hände und führe mich
bis an mein selig Ende und ewiglich.
Ich mag allein nicht gehen,
nicht einen Schritt;
wo du wirst gehen und stehen,
da nimm mich mit.

Auch das wollen wir singen:
So nimm denn meine Hände …

Die Hand des Herrn. Da sagt jemand:

Er reicht mir seine Hand,
den Abend und den Morgen
tut er mich wohl versorgen,
wo ich auch sei im Land.
(Aus: EG 365 Von Gott will ich nicht lassen …)

Wir sagen das einmal gemeinsam:
Von Gott will ich nicht lassen,
denn er lässt nicht von mir,
führt mich durch alle Straßen,
da ich sonst irrte sehr.
Er reicht mir seine Hand,
den Abend und den Morgen
tut er mich wohl versorgen,
wo ich auch sei im Land.

Die Hand des Herrn. Da sagt sich jemand:
Ich steh in meines Herren Hand
und will drin stehen bleiben.

Wir sprechen das zusammen:

Ich steh in meines Herren Hand
und will drin stehen bleiben;
nicht Erdennot, nicht Erdentand
soll mich daraus vertreiben.
Und wenn zerfällt die ganze Welt,
wer sich an ihn und wen er hält,
wird wohlbehalten bleiben.

Ich wünsche Ihnen diesen festen Standort, diese Bleibe.
Seien Sie von Gott behütet.

Amen

Kommentar

Die Predigt dauert etwa sieben Minuten. Sie enthält nur einen
Kerngedanken: das Gehaltensein. Es wird zurückgegriffen auf
das Bild der Hand, das in zahlreichen im Altgedächtnis auftau-
chenden Texten enthalten ist. Ausgangspunkt ist die Geschichte
vom sinkenden Petrus, eine häufig vermittelte Geschichte, mit
deren Wiedererkennen zu rechnen ist. Die Geschichte wird in
einer älteren Sprachform erzählt. Die Auslegung der biblischen
Geschichte geschieht mittels Vergegenwärtigung von Texten,
die im Altgedächtnis gespeichert sind und mit deren häufiger
Anwendung zu rechnen ist. Die Texte haben lyrischen, zum Teil
musikalischen Charakter, wodurch die Aussagen auf die emotionale Erlebnisebene gebracht werden. Zur Festigung der Aussagen wird das Mittel der wörtlichen Wiederholung eingesetzt.

Predigt 3

Die Situation

Der Prediger geht davon aus, dass die Konzentrationsfähigkeit des Hörers nur für wenige Minuten vorhanden ist. Das Kurzzeitgedächtnis, die Merkfähigkeit, ist nicht mehr vorhanden. Das Langzeitgedächtnis, das Altgedächtnis, ist nur noch in Bruchstücken vorhanden. Aufnahmefähig ist der Hörer für einfache Sätze, nicht mehr für zusammenhängende Darstellungen.

Psalm 23, 1–2 Mein guter Hirte

Der Herr ist mein Hirte.
Mir wird nichts mangeln.
Er weidet mich auf einer grünen Aue
und führet mich zum frischen Wasser.

Liebe Gemeinde!
Sie kennen diese Worte. Einige haben genickt. Einige haben die Lippen bewegt. Wir sprechen das einmal gemeinsam:

Der Herr ist mein Hirte.
Mir wird nichts mangeln.
Er weidet mich auf einer grünen Aue
und führet mich zum frischen Wasser ...

Der Herr ist mein Hirte. Er führet mich zum frischen Wasser. Ich habe ein Bild mitgebracht. Ein guter Hirte. Wir sehen (Fingerzeig) eine grüne Weide. Da sind Schafe (eins, zwei, drei ...). In der Mitte steht ein Mann. Es ist Jesus, der gute Hirte. Freundlich sieht er aus, gütig, fürsorglich, Ruhe strahlt er aus. Zu ihm kann man Vertrauen haben. Und da (Fingerzeig) ist Wasser, frisches Quellwasser.

Der Herr ist mein Hirte. Er führet mich zum frischen Wasser. Wir sagen uns das gemeinsam:
Der Herr ist mein Hirte. Er führet mich zum frischen Wasser.

Da gibt es ein Lied aus der Kindheit. Viele haben es gelernt. Mancher kennt es noch:

Weil ich Jesu Schäflein bin,
freu ich mich nur immerhin
über meinen guten Hirten,
der mich wohl weiß zu bewirten,
der mich liebet, der mich kennt
und bei meinem Namen nennt.

Ich merke: Mehrere von Ihnen kennen es. Wir sprechen es einmal gemeinsam:
Weil ich Jesu Schäflein bin ...
Das ist ein Lied. Man kann es singen. Wir tun das einmal:
Weil ich Jesu Schäflein bin ...

Der Herr ist mein Hirte, Er führet mich zum frischen Wasser.
Der Herr ist mein Hirte, der mich wohl weiß zu bewirten.

Wir sagen das gemeinsam:
Der Herr ist mein Hirte, der mich wohl weiß zu bewirten.

Der mich wohl weiß zu bewirten. Ich habe einen Kelch in der Hand (vorzeigen). In der Bibel heißt es:
Du schenkest mir voll ein.
Und: Schmecket und sehet, wie freundlich der Herr ist.
Schmecket und sehet, wie freundlich der Herr ist.

Ich habe hier eine Oblate in der Hand, ein Stück Brot. Jesus sagt:

Ich bin das Brot des Lebens.
Ich bin das Brot des Lebens.
Der Herr ist mein Hirte. Er führet mich zum frischen Wasser.
Der Herr ist mein Hirte, der mich wohl weiß zu bewirten.
Der Herr ist mein Hirte, deshalb freue ich mich nur immerhin.

Wir sagen das gemeinsam:
Der Herr ist mein Hirte, deshalb freu ich mich nur immerhin.
Deshalb freu ich mich nur immerhin. Deshalb freu ich mich.
Wir haben Grund uns zu freuen. Freuen dürfen wir uns, freuen.
Der Herr ist mein Hirte. Er behütet mich gut.

Wir zeigen die Freude.
Wir erheben die Arme (vormachen).

Wir legen dem Nachbarn die Hand auf die Schultern (vormachen).

Wir geben dem Nachbarn die Hand (vormachen).

Wir sagen gemeinsam:
Der Herr ist mein Hirte, deshalb freu ich mich nur immerhin.

Amen

Kommentar

Die Predigt, die bei langsamen Sprechen etwa fünf Minuten dauert, enthält nur einen vertrauten Gedanken: Der Herr ist mein Hirte. Dieser Gedanke wird durch vertraute Sätze umspielt, entfaltet: Er führet mich zum frischen Wasser. Der mich wohl weiß zu bewirten. Deshalb freu ich mich, ist kein neuer Gedanke. Hier wird lediglich explizit ausgesagt, was in den anderen Entfaltungen implizit emotional schon mitschwingt. Die Gedanken werden festgehalten durch zahlreiche Wiederholungen mit gleich bleibenden Elementen, die vorgesprochen bzw. gemeinsam gesprochen werden. Weiterhin wird die akustische Wahrnehmung durch optische Wahrnehmung unterstützt (Bild, Kelch und Oblate).

Was den Zeitbezug anbetrifft, so bewegt sich die Predigt fast ausschließlich in der Vergangenheit, arbeitet ausschließlich mit Restbeständen des Altgedächtnisses. Systematisch gelernte Sätze und Texte mit einer mnemotechnischen Qualität (Reim) werden als noch vorhandene Bruchstücke des Altgedächtnisses vermutet.

Was das Aktivierungspotenzial anbetrifft, so wird Erinnerung an systematisch Gelerntes reaktiviert. Es wird gemeinsam wiederholt. Vertraute Texte werden gemeinsam gesprochen. Es wird gemeinsam gesungen. Bewegung wird ermöglicht.

Die Predigt ist sehr stark auf emotionale Wirkung ausgerichtet. Gefühle werden ausgelöst durch das Wiedererkennen: Das kenne ich, und die Reproduktion: Das kann ich noch. Hinzu kommen der poetische und der musikalische Charakter einiger Teile sowie die emotionsträchtige Begrifflichkeit, wie z. B.: grüne Auen, frisches Wasser, Schäflein, lieben, erfreuen.

Predigt 4: Psalm 91, 11

Er hat seinen Engeln befohlen,
dass sie dich behüten auf allen deinen Wegen.

(An der Wand/Leinwand ist eine Engelsgestalt zu sehen; etwa aus dem Chronikteil einer alten Familienbibel; vergrößert und auf Folie gebracht.
   Der Bibeltext kann auch als Musikstück hörbar gemacht werden, z. B. aus dem »Elias« von Mendelssohn).

Liebe Gemeinde!

Ein Engel, ein schöner, großer Engel. Da sind Flügel, bereite Hände, ein gutes Gesicht. Ein schöner, großer Engel. Manch einer kennt sie – solche Engel, von zu Hause. Engelsbilder im Wohnzimmer, im Schlafzimmer, im Flur wie hier. Engel, sie loben Gott.

Alles, was dich preisen kann,
Cherubim und Seraphinen,
stimmen dir ein Loblied an,
alle Engel, die dir dienen,
rufen dir stets ohne Ruh,
heilig, heilig, heilig zu.

(aus: Großer Gott, wir loben dich; EG 331)

Wir sprechen das einmal gemeinsam.
Alles, was dich preisen kann …

Und nun singen wir dies Lied.
Alles, was dich preisen kann …

(Erneut auf das Bild weisen.) Ein Engel, ein schöner, großer Engel. Da sind Flügel, bereite Hände, ein gutes Gesicht, ein schöner, großer Engel.

Engel, sie schützen uns. Manch einer betet:
Dein heiliger Engel sei mit mir,
dass der böse Feind keine Macht an mir finde.

164

Wir sagen das einmal gemeinsam:
Dein heiliger Engel…

Manch einer hat abends die Engel besungen:
Guten Abend, gut' Nacht,
mit Rosen bedacht,
mit Näglein besteckt
schlupf unter die Deck'
Morgen früh, wenn Gott will,
wirst du wieder geweckt.
Morgen früh, wenn Gott will,
wirst du wieder geweckt.

(Erneut auf das Bild weisen.) Ein Engel, ein schöner, großer Engel. Da sind Flügel, ausgestreckte Hände, ein freundliches Gesicht. Ein schöner, großer Engel. Gott umgibt uns und sorgt für uns.

Gottes Engel halten Wacht, über dir bei Tag und Nacht.
Gottes Engel halten Wacht, über dir bei Tag und Nacht.

Wir sagen uns das gemeinsam:
Gottes Engel halten Wacht…

Lobe den Herren, der künstlich und fein dich bereitet,
der dir Gesundheit verliehen, dich freundlich geleitet.
In wie viel Not hat nicht der gnädige Gott
über dir Flügel gebreitet.
(EG 317)

Amen

Kommentar

Die Predigt dauert etwa sechs Minuten. Sie kreist um die Engel. Engel spielen im Altgedächtnis der jetzt alten Menschen eine weit größere Rolle, als das heute der Fall ist. Bilder von Engeln waren in vielen Wohnungen und an vielen Häusern zu finden. Wieder wird auf vertraute lyrische und singbare Texte zurückgegriffen, in denen Engel vorkommen. Die Predigt nimmt immer wieder Bezug auf einen optischen Hintergrund.

Der weit fortgeschrittene Krankheitsverlauf bei Demenz ist oft gekennzeichnet von nur noch momentaner Konzentration, weitgehendem Erloschensein des Kurz- und Langzeitgedächtnisses, Verständigungsmöglichkeiten nur noch über einzelne Wörter oder Satzteile. Eine Predigt, die gezielt auf diese Gruppe ausgerichtet ist, dürfte nicht mehr möglich sein. Das heißt aber nicht, dass die Teilnahme am Gottesdienst sinnlos ist. Insbesondere die musikalischen Elemente und das Erlebnis von Gemeinschaft können diese Menschen erreichen.

Engel als Handreichung

In der Begleitung von Menschen mit Demenz kann es sinnvoll sein, Gesagtes mit »Handgreiflichem«, Betastbarem zu unterstützen.

Der Frau, mit der ich ein Gespräch führe, drücke ich einen Engel in die Hand. Er ist so groß, dass er gerade in eine Hand passt. Zuerst ist das Metall kalt, aber die Wärme der Hand verändert den Zustand schnell. Die Rundungen, die geschwungenen Flügel und die segnenden Hände fühlen sich gut an. Je länger der Engel in der Hand ruht, umso vertrauter wird er. Wie gut, einen Engel in der Nähe zu wissen! Über mir sind Flügel gebreitet! Ich spüre es. Lange führt die Frau ihren Engel tastend, fühlend in der Hand, und es tut gut, handgreiflich zu ahnen, für mich wird gesorgt. Statt des Engels kann auch ein handliches Kreuz aus warmem Holz gereicht werden. Es kann eine ähnliche Bedeutung bekommen.

Lobpreis eines alten Menschen

Selig, die Verständnis zeigen für meinen stolpernden Fuß und meine lahme Hand.

Selig, die begreifen, dass mein Ohr sich anstrengen muss, um alles aufzunehmen, was man zu mir spricht.

Selig, die zu wissen scheinen, dass meine Augen trübe und meine Gedanken träge und wirr geworden sind.

Selig, die mit freundlichem Lächeln verweilen, um ein wenig mit mir zu plaudern.

Selig, die niemals sagen: »Diese Geschichte haben Sie mir heute schon zweimal erzählt.«

Selig, die es verstehen, Erinnerungen an frühere Zeiten
in mir wachzurufen.
Selig, die mich erfahren lassen, dass ich geliebt, geachtet
und nicht allein gelassen bin.
Selig, die in ihrer Güte die Tage, die mir noch bleiben
auf dem Weg in die Heimat erleichtern.

Anonym

Predigt 5: Brot des Lebens (Johannes 6)

Dieser Gottesdienst beruht stark darauf, den Erinnerungsfluss
nicht abreißen zu lassen und die psychisch Veränderten zum
Kommunizieren (mit dem Prediger, miteinander und mit den
Begleitpersonen) zu bringen. Dabei sind Kürze, einfache Sprache, möglichst freie Rede, viel Improvisation, aber dennoch ein
guter Inhalt geboten. Notwendig zu beachten sind auch Konfes-
sion und Region (unterschiedliche Traditionen, vor allem in
Gebeten, Liedern, etc.!). Achtung bei der Sprache! Nichts ist
schlimmer als Alte (und auch Kinder) nicht ernst zu nehmen!
Nach meinen Erfahrungen merken es die Kranken, wenn sie
nicht wertgeschätzt werden und verweigern sich! Alles muss
rollstuhlgerecht aufgebaut (dekorierter Tisch mit Brot, Messer,
Gläsern, Kerzen ... in der Mitte) und für alle gut sichtbar sein.
Für je zwei psychisch Veränderte ist eine Begleitperson notwendig, die hilft und mitfeiert. Auf bestimmte gottesdienstliche
Elemente sollte nicht verzichtet werden: Kapelle/Glocken/ge-
meinsame Lieder/Orgelbegleitung (schafft Atmosphäre). Wenn
nicht anders möglich, kann auch auf eingespielte Musik zurückgegriffen werden.

Orgelvorspiel oder andere Musik

Begrüßung
Herzlich willkommen hier zu diesem Gottesdienst! Schön, dass
Sie gekommen sind. Wir feiern gemeinsam. Es ist Sonntag und
man soll es auch merken.

(Einzeln begrüßen!/Kontakt herstellen)

An dieser Stelle kann das Motto des Gottesdienstes, ein besonderes Bibelwort oder die Bedeutung des Sonntages genannt werden (z. B. Sonntag Cantate – Singet: »Singet dem Herrn ein neues Lied, denn er tut Wunder«).

Eingangsvotum
Wir feiern diesen Gottesdienst im Namen Gottes, des Vaters, des Sohnes und des heiligen Geistes. Amen.

Psalm
Wir beten mit den alten Worten aus Psalm 23. Vertraut klingen die Bilder. Wir dürfen neu vertrauen:

Der Herr ist mein Hirte,
mir wird nichts mangeln.
Er weidet mich auf einer grünen Aue
und führet mich zum frischen Wasser.
Er erquicket meine Seele.
Er führet mich auf rechter Straße um seines Namens willen.
Und ob ich schon wanderte im finsteren Tal,
fürchte ich kein Unglück: denn du bist bei mir.
Dein Stecken und Stab trösten mich.
Du bereitest vor mir einen Tisch im Angesicht meiner Feinde.
Du salbest mein Haupt mit Öl und schenkest mir voll ein.
Gutes und Barmherzigkeit werden mir folgen mein Leben lang,
und ich werde bleiben im Hause des Herrn immerdar.

Es kann das »Ehr sei dem Vater« gesungen werden oder ein anderes an dieser Stelle immer wiederkehrendes Lied.

Gebet
Wir beten zu Dir, Gott. Du bist uns nahe, bist unser Vater. Du weißt, wer wir sind und wie es um uns steht. Unser Leben ist in Deiner Hand und das ist gut so. Lobe den Herrn meine Seele und vergiss nicht, was er dir Gutes getan hat. Amen

Lied: 331 Großer Gott, wir loben dich (1–3+5)

Die Geschichte (am besten frei erzählen!)
Einmal war Jesus mit seinen Jüngern am See Genezareth. Viele
Menschen hörten davon und kamen von überall her. Jesus
wollte man hören. Es war eine große Menge. Jesus sprach zu ihnen und erzählte ihnen von Gott, seinem Vater im Himmel.

Als es spät geworden war, kamen die Freunde zu Jesus und
sagten: »Das ist eine abgelegene Gegend und es ist schon spät!
Lass die Menschen gehen, damit sie in den Dörfern sich etwas
zum Essen kaufen können!«

Jesus antwortete: »Gebt Ihr ihnen doch zu essen!« Sie sagten:
»Wie sollen wir das machen? So viel Geld haben wir doch gar
nicht! Es sind viel zu viele. Es sind ungefähr 5000 Leute hier!
Wir schaffen das alles nicht!«

Da fragte Jesus: »Wie viele Brote haben wir hier?« »Wir haben schon nachgeschaut«, sagten die Jünger. »Fünf und auch
noch zwei Fische.«

Da ließ Jesus die Leute sich lagern im Gras. Sie setzten sich in
kleinen Gruppen zusammen. Und Jesus nahm die fünf Brote
und die zwei Fische, blickte zum Himmel auf und sagte das
Dankgebet. »Alle gute Gabe, ...« (Als Kanon singen lassen!)
Dann teilte er das Brot und die Fische auf, und alle hatten genug zu essen. Es blieben sogar noch zwölf Körbe voll übrig.
Viele Menschen wurden mit wenig ganz satt!

Das Brot
So schönes Brot, wie wir es heute hier haben, ist ein wunder-
schönes Geschenk! Wie es duftet, wenn es frisch aus dem Ofen
kommt! Erinnern Sie sich? Frisch gebackenes Brot! Gerade
aus dem Ofen gezogen. Ich weiß, dass Frau ... das noch ganz
gut kennt, denn im öffentlichen Backhaus im Dorf hat sie früher oft das Brot gebacken. Sie hat es gern gemacht.

Bis wir das Brot in Händen haben, ist viel Arbeit und Mühe
nötig: Getreide wird gesät (vielleicht Körner vorzeigen). Es
wird geerntet (auf die Garben hinweisen). Es wird gedroschen
(vielleicht gibt es einen Dreschflegel) und gemahlen. Das Mehl
wird dann vermengt mit Hefe und Sauerteig, Salz und Wasser.
Und dann gilt es, kräftig zu kneten. Viel Arbeit. Erinnern Sie

sich noch, wie der Teig an den Händen klebte? Und wie phantastisch er aufgeht, wenn er es warm genug hat? Und schließlich hinein damit in den Backofen! Dann ist der Moment da: Duftend und heiß kommt es aus dem Ofen. Brot zum Leben. Vorsicht! Nicht die Finger verbrennen! Jetzt ist es ausgekühlt und liegt hier auf dem Tisch, hier bei uns.

Das Brot aufschneiden
Können Sie sich noch erinnern, wie Sie für Ihre Kinder das Brot aufgeschnitten haben? So eine frische Scheibe Brot ist ein Geschenk!

Nicht immer war es in so großer Menge da wie jetzt. Es gab auch die schlechten Zeiten, in denen man lange für ein bisschen Brot anstehen musste. In denen man sich nach dem Geschmack des frischen Brotes sehnte. Es gab Zeiten, da gab es nur trocken Brot. Doch die schlechten Zeiten sind jetzt vorbei. Es ist genug für alle da. Wir können jetzt alle davon essen!

Gebet
Beten wir zusammen das Tischgebet, bevor wir das Brot essen: Alle gute Gabe, alles was wir haben, kommt, o Gott von Dir. Wir danken Dir dafür. Amen.

Komm, Herr Jesus, sei unser Gast und segne, was du uns bescheret hast. Amen.

Wunsch: Gesegnete Mahlzeit!

Austeilen: Schmecket und sehet wie freundlich unser Gott ist!

Essen & Trinken
(*»Tischgespräche« übers Essen, helfen beim Weinausteilen*)
Nicht nur Korn und Brot, sondern auch Trauben und Wein lässt Gott für uns wachsen. Damit wird das Essen erst richtig zum Fest! Essen und trinken hält Leib und Seele zusammen, sagt man.

Danken: 336 Danket, danket dem Herrn!
Jetzt haben wir ein Danklied gesungen. Beten wir noch das Gebet, das Jesus damals den Leuten beigebracht hat, als er mit wenigen Broten viele Menschen satt machte.

Vater unser im Himmel ...
Schlusslied: 322 Nun danket all und bringet Ehr (1–3 +5)

Segen
Gott segne und behüte Euch.
Er lasse sein Angesicht über Euch leuchten
und sei Euch gnädig.
Gott erhebe sein Angesicht auf Euch
und gebe Euch Frieden.
Amen.

Orgelnachspiel

Gebete

(1) Liebster Jesu, wir sind hier,
dich und dein Wort anzuhören;
lenke Sinne und Begier
auf die süßen Himmelslehren,
dass die Herzen von der Erden
ganz zu dir gezogen werden. EG 161

(1) Aus tiefer Not schrei ich zu dir,
Herr Gott, erhör mein Rufen.
Dein gnädig' Ohren kehr zu mir
und meiner Bitt sie öffne;
denn so du willst das sehen an,
was Sünd und Unrecht hat getan,
wer kann, Herr, vor dir bleiben?. EG 299

(1) Herr Jesu Christ, dich zu uns wend,
dein' Heilgen Geist du zu uns send;
mit Hilf und Gnad er uns regier
und uns den Weg zur Wahrheit führ. EG 155

(4) Führe mich, o Herr, und leite
meinen Gang nach deinem Wort;
Sei und bleibe du auch heute
mein Beschützer und mein Hort.

Nirgends als von dir allein
kann ich recht bewahret sein.   EG 445

(1) Jesu, geh voran
auf der Lebensbahn!
Und wir wollen nicht verweilen,
dir getreulich nachzueilen;
Führ uns an der Hand
bis ins Vaterland.   EG 391

(1) Herr, öffne mir die Herzenstür,
zieh mein Herz durch dein Wort zu dir,
lass mich dein Wort bewahren rein,
lass mich dein Kind und Erbe sein.   EG 197

(4) Mache mich zum guten Lande,
wenn dein Samkorn auf mich fällt.
Gib mir Licht in dem Verstande
und was mir wird vorgestellt,
präge du im Herzen ein,
lass es mir zur Frucht gedeihn.   EG 166

(14) Mach in mir deinem Geiste Raum,
dass ich dir werd ein guter Baum,
und lass mich Wurzel treiben.
Verleihe, dass zu deinem Ruhm
ich deines Gartens schöne Blum
und Pflanze möge bleiben
und Pflanze möge bleiben.   EG 503

Altes Kindergebet
Ich bin klein, mein Herz mach rein,
soll niemand drin wohnen als Jesus allein.
Wie fröhlich bin ich aufgewacht,
wie hab' ich geschlafen so sanft die Nacht.
Hab Dank, mein Vater im Himmel mein,
dass du hast wollen bei mir sein.
Behüte mich auch diesen Tag,
dass mir kein Leid geschehen mag.

Fürbitten

(7) Verschon uns, Gott, mit Strafen
und lass uns ruhig schlafen.
Und unsern kranken Nachbarn auch!   EG 482

(3) Alle, die mir sind verwandt,
Gott, lass ruh'n in deiner Hand,
alle Menschen groß und klein
sollen dir befohlen sein.   EG 484

(4) Müden Herzen sende Ruh,
nasse Augen schließe zu.
Lass den Mond am Himmel stehn
und die stille Welt besehn.   EG 484

Sonne der Gerechtigkeit,
gehe auf zu dieser Zeit,
brich in deiner Kirche an,
dass die Welt es sehen kann.
Erbarm dich, Herr.   EG 263

Lieder

Vertraute musikalische Kurzformen als Eingangsritual:

Vom Aufgang der Sonne bis zu ihrem Niedergang
sei gelobet der Name des Herrn,
sei gelobet der Name des Herrn.   EG 456

Danket, danket dem Herrn,
denn er ist sehr freundlich.
Seine Güt' und Wahrheit
währet ewiglich.   EG 336

Alle gut Gabe kommt her von Gott, dem Herrn,
drum dankt ihm, dankt, drum dankt ihm ,
dankt und hofft auf ihn.   EG 508

Vertraute Lieder

Straße der Sinne

Auf dem langen Flur in unserem Wohn- und Pflegestift gibt es etwas zu erleben. Eintönig war es bisher, hier entlangzulaufen. Die »Rennbahn« bot nichts Besonderes. Jetzt gibt es die Möglichkeit, kleine Entdeckungen zu machen. Es entwickelt sich Gesprächsstoff. An der Wand über dem Handlauf hängen kleine Häuser. Ganz bunt sind sie angemalt. Die Dächer haben die verschiedensten Formen. Sogar ein Zwiebeltürmchen ist dabei. Ein Haus gleicht dem von Hänsel und Gretel mit Lebkuchen dran, ein anderes erinnert an ein verwunschenes Schlösschen oder ein einfaches Reihenhaus in der Siedlung, wie man es kannte. Die Häuser haben Türen und die sind »begreifbar«. Die Größe der Pforte reicht gerade aus, um mit der Hand hineinzugreifen. Neugierig, wie man ist, versucht das gleich jeder, der an den Häusern vorbeiwandert. Die Überraschung ist groß. Gleitet die tastende Hand in die Räumlichkeiten hinein, dann fühlt es sich jeweils ganz besonders an. Einmal ist das Innenleben kratzig und hart, dann wieder luftig und weich, dann glitschig und sehr sonderbar, dann so, als wären lauter Kieselsteine drin oder etwa kratzige Bürsten. Was für ein Abenteuer, die Neugier zu befriedigen. Begreifen geht über das Fühlen und Spüren. Es ist auch so, dass den Häusern ganz verschiedene Gerüche entströmen. Es ist wie im wahren Leben. Lavendel und Kamille, ja sogar Weihnachtsgerüche sind auszumachen und noch viel mehr. Beim Nähertreten fängt manches Häuschen sogar an, sich bemerkbar zu machen. Geräusche gibt es. Es klingelt und bimmelt, Musiken sind hörbar, aber nichts Erschreckendes. Die Spieluhr dreht eine bekannte Weise: »Das Wandern ist des Müllers Lust«. Hier wird nicht gespielt. Soll die Musik erklingen, dann muss man schon selber drehen, drücken und kurbeln. Aber wer würde das nicht gleich versuchen?

An den Häusern ziehen Heimbewohner und Besucher vorbei. Zögernd, zaghaft, mutig und verwegen strecken sich Hände in die Türöffnungen. Man hört überraschtes Lachen und Ausrufe des Entzückens. Gefühltes wird erkannt. Die Schrifttafeln mit Anregungen, Gedichten und kleinen Beschreibungen werden aufmerksam gelesen, anderen vorgelesen, still meditiert. Aber auch wenn die Augen nicht mehr zum Studieren taugen, so fühlt man sich eben hindurch und hat sein Vergnügen. Der lange Flur ist die Straße, die die Sinne anregt und zum Gesprächsthema wird. Die eingeschränkte Welt im Heim wird ein wenig weiter. Man kann nur eine vergnügliche, sinnliche Wanderung wünschen.

Lebensbilder

»Erzählen Sie mir doch von Ihrem Leben«, so hat es angefangen und im Nu lag das Fotoalbum auf dem Tisch. Mit Bildern erzählt es sich leichter. Die Fotos sagen: Das bin ich! Das ist mein Leben! Die Lebensstationen sind darin festgehalten. Es ist dokumentiert, wie ein Gesicht, eine Gestalt sich verändert – Lebensspuren. Aus den vertrauensvoll überlassenen Bildern ist eine ansehnliche Fotoausstellung geworden. »Lebensbilder« haben wir sie genannt. Auf großen Postern an der Wand die Bilder eines Lebens. Frau Müller in Kindertagen, auf der Schulbank, fein herausgeputzt bei der Konfirmation und als Ehefrau umringt von einer Schar Kinder, am Grab des geliebten Mannes und als Heimbewohnerin im Pflegestift ganz aktuell.

Am Rand der Bilder stehen die Lebensstationen, wohin es einen jeden so verschlagen hat. Manche haben ein sehr bewegtes Hin und Her erlebt und kommen von weiß Gott wo. Die Fotoausstellung mit den Lebensbildern war lange Zeit Treffpunkt der Flurspaziergänger und Anregung zum Gespräch. Eines Tages stand die demenzkranke Frau, die kaum noch ihr Zimmer verließ, vor ihrem Poster und bedeutete ihrer Nachbarin: »Das bin ich, da mein Zuhause, hier meine Geschwister. Das war sehr hübsch.«

Demenzkranke brauchen solche Sinneserlebnisse, die ihnen behutsam Orientierungsmöglichkeiten schaffen. Was für ein

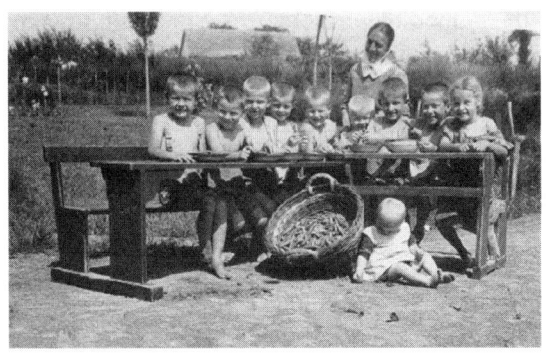

Aus den Lebenserinnerungen

176

Glück im Gesicht eines Menschen, wenn er in dem Nebel des Vergessens sagen kann: Das kenne ich. Das ist mir vertraut. Hier gibt es Menschen, die mich gelten lassen.

Literaturverzeichnis

Erinnern. Eine Anleitung zur Biographiearbeit mit alten Menschen
Caroline Osborn, Pam Schweitzer, Angelika Trilling
Lambertus-Verlag, Freiburg 1993

Demenz. Der personenzentrierte Ansatz im Umgang mit verwirrten Menschen
Tom Kitwood
Verlag Hans Huber, Göttingen 2000

Im Labyrinth des Vergessens. Hilfen für Altersverwirrte und Alzheimerkranke
Martina Gümmer, Joachim Döring
Psychiatrie-Verlag, Bonn 1996

Methoden der Biografiearbeit. Lebensgeschichte und Lebensbilanz in Therapie, Altenhilfe und Erwachsenenbildung
Hans Georg Ruhe
Beltz-Verlag, Weinheim 1998

Ergotherapie bei Demenzerkrankungen. Ein Förderprogramm
Gudrun Schaade
Springer Verlag, Berlin/Heidelberg 1998

Abschied vom Ich – Stationen der Alzheimer Krankheit
Alzheimer Gesellschaft Berlin e.V.
Herder Spektrum, Freiburg 2000, Band 4865

Altersverwirrte Menschen seelsorgerlich begleiten. Hintergründe, Zugänge, Begegnungsebenen
Klaus Depping
Lutherisches Verlagshaus, Hannover 2000

Validation. Ein neuer Weg zum Verständnis alter Menschen
Naomi Feil
Ernst Reinhardt Verlag, München 1999

Meine Mutter
Yasushi Inoue
Suhrkamp Taschenbuch, Frankfurt a. M. 1990

Als ich ein kleiner Junge war
Erich Kästner
Atrium Verlag, Zürich 1996

Die Alzheimer-Krankheit
Annelies Furtmayr-Schuh
Kreuz Verlag, Stuttgart 2000

Textnachweis:

S. 50: Erich Kästner: Als ich ein kleiner Junge war. © Atrium Verlag, Zürich 1998

S. 11, 16, 19, 24, 30, 43, 53, 55, 62, 75, 86, 103: Aus: Yasushi Inoue: Meine Mutter. Übersetzung: Oscar Benl. © Suhrkamp Verlag, Frankfurt 1978.

S. 8: Kurt Marti, *Der Traum, geboren zu sein, Ausgewählte Gedichte.* © Nagel und Kimche im Hanser Verlag, München–Wien.